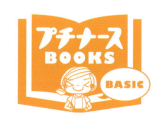

書いて覚える

解剖生理ワークブック

著 安谷屋 均

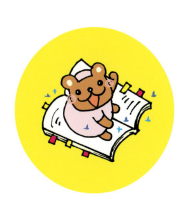

照林社

本書の特徴

- 本書は、看護に必要な「解剖生理学」を自己学習できるようにまとめたワークブックです。
- 看護師国家試験で出題された内容や、日ごろの授業で解説されているポイントを元に問題を作成してありますので、ワークブックを解きながら「書く」ことで、大事なポイントを身につけられるように構成してあります。
- 解答・解説編は別冊になっています。すべての問題に解説がついていますので、知識の確認や実力アップにも役立ちます。
- 勉強のコツは、何度も繰り返してやってみることです。このワークブックを繰り返し解くことで、解剖生理学の基礎知識と応用力を身につけ、みなさんが看護師国家試験を突破されることを、心より願っています。

部位や用語の名称は、どうしても覚えなければなりません。イラストを見ながら問題を解くことで、楽しみながら学習できます。

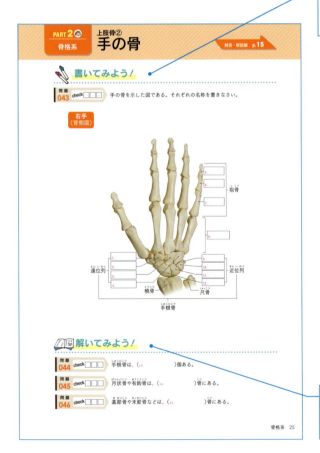

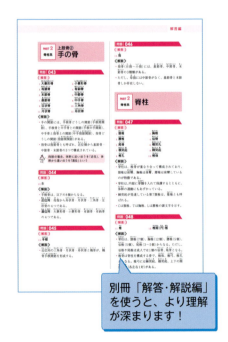

別冊「解答・解説編」を使うと、より理解が深まります！

部位や用語の名称を確認できたら、練習問題に入ります。解けなかった問題はチェックして、繰り返しチャレンジしてください。

もくじ index

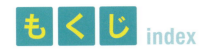

PART 1　細胞・組織
細胞　①細胞の構造 …… 10　②細胞分裂 …… 11　③遺伝 …… 12
組織　①上皮組織 …… 13　②結合組織 …… 14　③筋組織 …… 15　④神経組織 …… 16

PART 2　骨格系
骨格 …… 18
関節の構造 …… 19
骨の構造 …… 20
頭蓋骨 …… 22
上肢骨　①肩・上腕の骨 …… 24　②手の骨 …… 25
脊柱 …… 26
胸郭 …… 27
骨盤 …… 28
下肢骨　①大腿・下腿の骨 …… 29　②足の骨 …… 30

PART 3　筋肉系
骨格筋 …… 32
頭頸部の筋 …… 33
胸腹部の筋 …… 34
背部の筋 …… 35
上肢の筋　①肩関節の運動 …… 36　②肘関節の運動 …… 37
下肢の筋　①股関節の運動 …… 38　②膝関節の運動 …… 39　③足関節の運動 …… 40
筋収縮のしくみ …… 41

PART 4　循環器系
心臓 …… 44
血管の構造 …… 46
動脈系　①全身の動脈 …… 47　②頭部の動脈 …… 48　③上肢の動脈 …… 49
　　　　　④下肢の動脈 …… 50　⑤胸腹部の動脈 …… 51
静脈系　①全身の静脈 …… 52　②頭部の静脈 …… 53　③四肢の静脈 …… 54
　　　　　④胸腹部の静脈 …… 55
門脈系 …… 56
胎児循環 …… 57
リンパ系 …… 58
血圧と心音 …… 59
心電図 …… 60

PART 5　血液・体液
血液　①血液の成分 …… 64　②血液凝固 …… 66　③血液型 …… 67
　　　　④免疫 …… 68　⑤血液のpH …… 69
体液　①体液の組成 …… 70

PART 6　呼吸器系
気道 …… 72
副鼻腔 …… 74
肺 …… 75

はじめに

　解剖生理学は、人体の構造と機能を学ぶうえで、最も基本となる教科です。最近の看護師国家試験問題をみても、解剖生理学およびそれに関連する図や文章が、年々増える傾向にあり、基本的な知識とその応用力が必要とされるようになってきています。

　また、体の基本構造である細胞での代謝を学ぶ生化学、病気の原因やその状態を学ぶ病態生理学、薬の作用などを学ぶ薬理学を学習するときはもちろんのこと、臨床実習においても、解剖生理学を何度も見直すことがあります。

　そこで、ふだんから「解剖生理学」を学習することで、関連する教科の学習や看護師国家試験に向けた対策にまで役立てられれば、との思いから、本書『解剖生理ワークブック』は生まれました。初めて解剖生理学の問題を解く学生さんでも理解しやすいように、医学用語などには、ふりがなをつけてあります。

　本書は、本編であるPart1の細胞・組織からPart12の感覚系までの問題と巻末付録、そして、別冊の解答・解説からなります。実際に出題された看護師国家試験問題の正文をもとにした内容や、日ごろの授業でポイントとなる内容がまとめられています。

　問題は、体の器官などの名称や位置、そして機能を行う部位を知るための構造図から構成した「図問題」と、それを文章で表した「文章問題」からなります。これらの問題を解くことで、器官名や位置、そして働きが確認できるように工夫して構成しました。

　また、解答・解説はできるだけ簡潔にすることを心がけましたが、関連するミニ情報も記載し、楽しみながら学習を深められるように構成しています。

　そして、巻末付録の「覚えておきたい基準値と語句」として、系統別に、重要な基準値や用語をコンパクトにまとめました。ふだんの学習に、上手に生かしてください。

　本書を活用することにより、みなさんが解剖生理学を得意科目とし、晴れて看護師国家試験に合格されることを願っております。

2016年1月

安谷屋　均

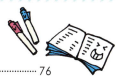

胸腔	76
ガス交換	77
肺気量	78
呼吸調節	79
呼吸運動	80

PART 7　消化器系・代謝

| 消化器のしくみ | 82 |
| 腹膜後器官 | 83 |

消化管 ①口腔 …… 84　　②胃 …… 86　　③小腸 …… 88　　④大腸 …… 89

| 消化酵素 | 90 |
| 排便 | 91 |

肝・胆・膵 ①肝臓 …… 92　　②膵臓 …… 93

栄養 ①糖質・脂質・タンパク質 …… 94　　②ビタミン …… 96

PART 8　泌尿器系・生殖器系

泌尿器系 ①尿のながれ …… 98　　②腎 …… 99　　③排尿のしくみ …… 100

生殖器系 ①男性生殖器 …… 101　　②女性生殖器 …… 102　　③性ホルモン …… 103

PART 9　内分泌系

内分泌腺の働き	106
松果体	107
下垂体	108
甲状腺	110
膵臓	111
副腎	112
精巣・卵巣	114

PART 10　体温

体温維持のしくみ	116
高体温	117
発汗	118

PART 11　脳神経系

| 神経細胞と情報伝達 | 120 |

中枢神経 ①脳の構造 …… 121　　②大脳 …… 122　　③脳幹部 …… 123

末梢神経 ①脳神経 …… 124　　②脊髄神経 …… 126　　③自律神経 …… 128

髄液循環	129
睡眠と休息	130
脳の発生	130

PART 12　感覚系

味覚	132
嗅覚	133
聴覚	134
視覚	136
皮膚感覚	138

◆資料◆ …… 139　　◆索引◆ …… 144

序章 名称の基本
身体部位の名称

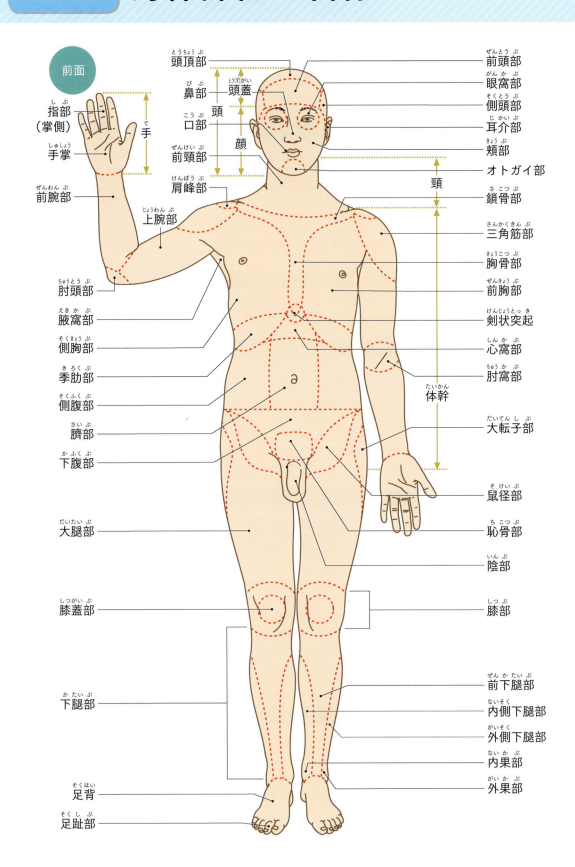

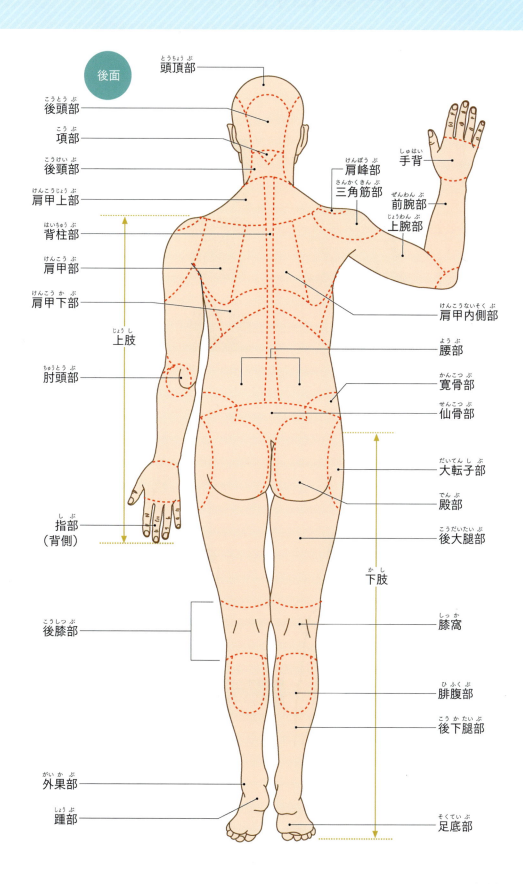

序章 名称の基本
方向の名称

身体の方向を示す面

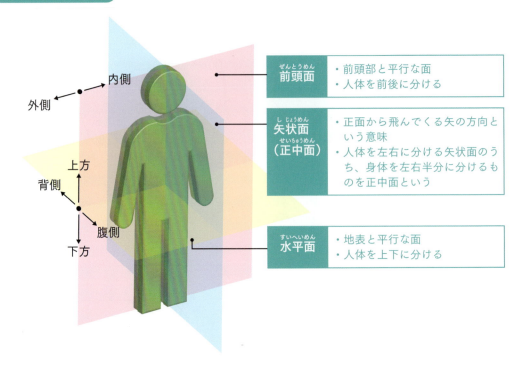

前頭面（ぜんとうめん）
- 前頭部と平行な面
- 人体を前後に分ける

矢状面（しじょうめん）（正中面（せいちゅうめん））
- 正面から飛んでくる矢の方向という意味
- 人体を左右に分ける矢状面のうち、身体を左右半分に分けるものを正中面という

水平面（すいへいめん）
- 地表と平行な面
- 人体を上下に分ける

体表の方向を示す線

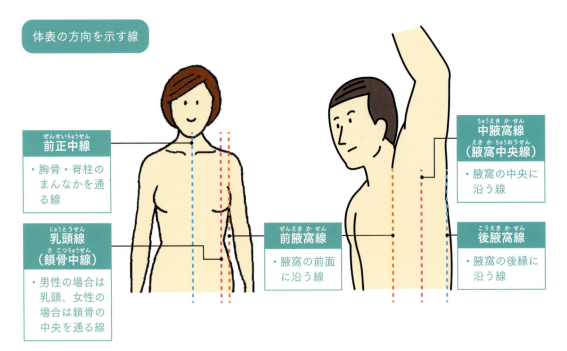

前正中線（ぜんせいちゅうせん）
- 胸骨・脊柱のまんなかを通る線

乳頭線（にゅうとうせん）（鎖骨中線（さこつちゅうせん））
- 男性の場合は乳頭、女性の場合は鎖骨の中央を通る線

前腋窩線（ぜんえきかせん）
- 腋窩の前面に沿う線

中腋窩線（ちゅうえきかせん）（腋窩中央線（えきかちゅうおうせん））
- 腋窩の中央に沿う線

後腋窩線（こうえきかせん）
- 腋窩の後縁に沿う線

PART 1

細胞・組織

細胞は、人体を構成する最小単位です。同じ種類の細胞が集まってくっついたものが組織です。そして、異なる種類の組織が組み合わさって器官を形成します。そして、器官が集まって構成されるのが、個体すなわち人体です。

- 細胞
  ①細胞の構造
  ②細胞分裂
  ③遺伝
- 組織
  ①上皮組織
  ②結合組織
  ③筋組織
  ④神経組織

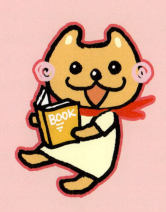

PART 1 細胞・組織
細胞① 細胞の構造

解答・解説編 p.1

書いてみよう！

問題 001 check ☐☐☐ 細胞内の構造を示した図である。それぞれの名称を書きなさい。

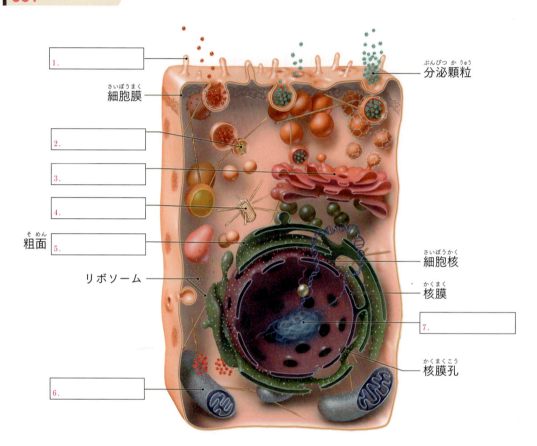

1.
細胞膜
2.
3.
4.
粗面 5.
リボソーム
分泌顆粒
細胞核
核膜
7.
核膜孔
6.

解いてみよう！

問題 002 check ☐☐☐ 細胞は、核と（8.　　　　　）からなる。

問題 003 check ☐☐☐ 核は、核膜・染色質・（9.　　　　　）から構成されている。

問題 004 check ☐☐☐ 細胞膜の成分は、タンパク質と（10.　　　　　）からなる。

問題 005 check ☐☐☐ 細胞内の呼吸とエネルギー産生を行う小器官は、（11.　　　　　）である。

問題 006 check ☐☐☐ タンパク合成部位として働く細胞内小器官は、（12.　　　　　）である。

PART 1 細胞・組織
細胞② 細胞分裂

解答・解説編 p.2

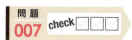

問題 007 check □□□ 細胞周期を示した図である。それぞれの名称を書きなさい。

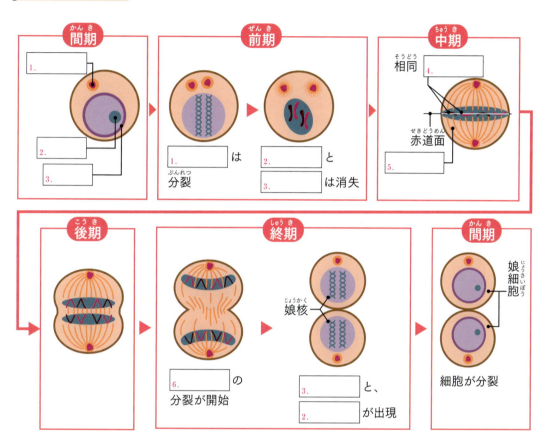

解いてみよう！

問題 008 check □□□ ヒトの細胞は、減数分裂と（7.　　　）分裂により増殖が行われる。

問題 009 check □□□ 減数分裂により、染色体数は（8.　　　）本になる。

問題 010 check □□□ 神経系や表皮は、（9.　　　）胚葉から発生する。

問題 011 check □□□ 消化器系や呼吸器系は、（10.　　　）胚葉から発生する。

問題 012 check □□□ 骨や筋は、（11.　　　）胚葉から発生する。

細胞・組織 11

PART 1 細胞・組織
細胞③ 遺伝

解答・解説編 p.3

書いてみよう！

問題 013 check ☐☐☐　DNAと遺伝子の構造について示した図である。それぞれの名称を書きなさい。

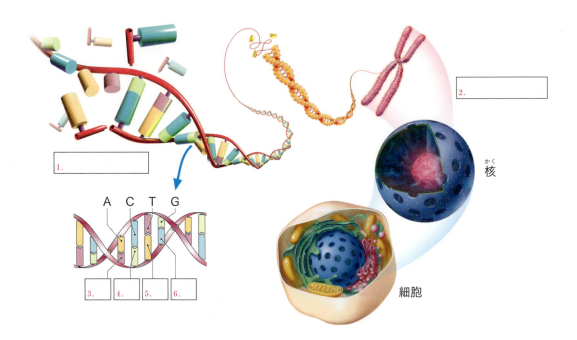

1. ＿＿＿＿＿
2. ＿＿＿＿＿
3. ＿＿＿＿＿
4. ＿＿＿＿＿
5. ＿＿＿＿＿
6. ＿＿＿＿＿

核
細胞

解いてみよう！

問題 014 check ☐☐☐　遺伝子の本体は、(7. 　　　)である。

問題 015 check ☐☐☐　DNAの構造は、(8. 　　　)構造である。

問題 016 check ☐☐☐　DNAの塩基は、A・G・C・(9. 　　　)の4つである。

問題 017 check ☐☐☐　RNAの塩基は、A・G・C・(10. 　　　)の4つである。

問題 018 check ☐☐☐　DNAがもつ遺伝情報をmRNAに伝えることを、(11. 　　　)という。

問題 019 check ☐☐☐　mRNAの情報をtRNAに伝えることを、(12. 　　　)という。

問題 020 check ☐☐☐　生物の生存に必要な1組の遺伝情報を、(13. 　　　)という。

組織① 上皮組織

書いてみよう！

問題 021 check ☐☐☐ 上皮組織の種類を示した図である。それぞれの名称を書きなさい。

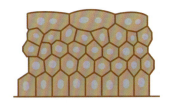

1. _____
2. _____
3. _____ 刷子縁
4. _____ 杯細胞
5. _____
6. _____

解いてみよう！

問題 022 check ☐☐☐ 体表面や、消化管・血管・気管など内表面をおおう組織は、(7. _____) 組織である。

問題 023 check ☐☐☐ (8. _____)組織は、皮膚の表皮などにみられ、内部を保護する。

問題 024 check ☐☐☐ (9. _____)組織は、消化管の内表面や腎臓の尿細管にみられ、水分や栄養分などを吸収する。

問題 025 check ☐☐☐ (10. _____)組織は、外分泌腺や内分泌腺にみられ、消化液やホルモンを分泌する。

問題 026 check ☐☐☐ (11. _____)組織は、網膜や嗅上皮などの感覚器にみられる。

組織② 結合組織

書いてみよう！

問題 027 check ☐☐☐ 結合組織を示した図である。それぞれの名称を書きなさい。

1. [　　]組織
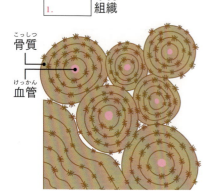
骨質／血管

2. [　　]組織
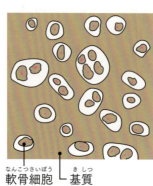
軟骨細胞／基質

3. [　　]組織
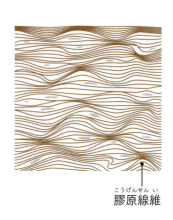
膠原線維

4. [　　]組織
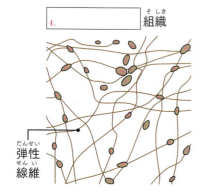
弾性線維

5. [　　]組織
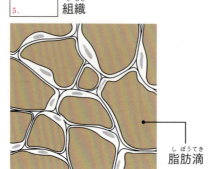
脂肪滴

解いてみよう！

問題 028 check ☐☐☐ 組織の結合や支柱に働く組織は、(6.　　　　　)組織である。

問題 029 check ☐☐☐ (7.　　　　　)組織は、膠原線維や弾性線維を含む組織で、腱そして靱帯などにみられる。

問題 030 check ☐☐☐ (8.　　　　　)組織は、脂肪細胞が集まったもので、皮下・筋肉などにみられる。

問題 031 check ☐☐☐ (9.　　　　　)組織は、軟骨細胞からなり、肋軟骨・関節軟骨・気管軟骨などにみられる。

問題 032 check ☐☐☐ (10.　　　　　)組織は、骨細胞が集まったもので、全身の骨をつくる。

組織③ 筋組織

書いてみよう！

問題 033 check □□□ 筋組織を示した図である。それぞれの名称を書きなさい。

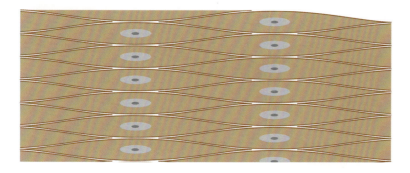

1.

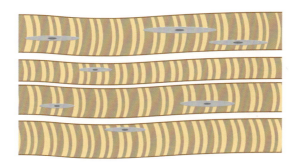

2.

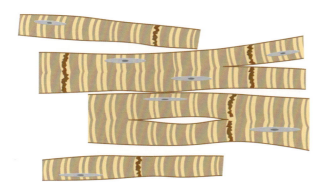

3.

解いてみよう！

問題 034 check □□□ 横紋筋には、骨格筋と（4.　　　）がある。

問題 035 check □□□ 消化管や血管は、（5.　　　）筋から構成されている。

組織④ 神経組織

PART 1 細胞・組織

解答・解説編 p.6

書いてみよう！

問題 036 check □□□　神経組織を示した図である。それぞれの名称を書きなさい。

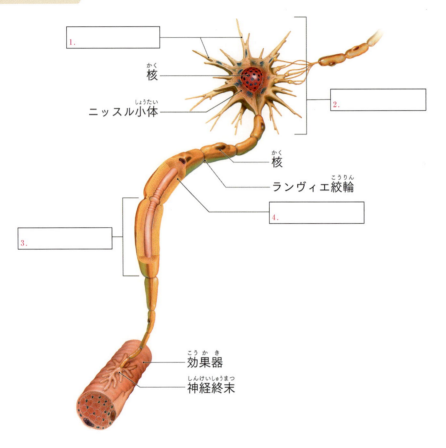

1. _____
2. _____
3. _____
4. _____

核
ニッスル小体
核
ランヴィエ絞輪
効果器
神経終末

解いてみよう！

問題 037 check □□□　神経細胞体と突起を合わせて、（5.　　　　）という。

問題 038 check □□□　ニッスル小体は、（6.　　　　）にある。

問題 039 check □□□　髄鞘は、（7.　　　　）細胞から構成されている。

問題 040 check □□□　髄鞘と髄鞘との間のくびれを、（8.　　　　）という。

問題 041 check □□□　神経細胞のように、興奮はしないが、中枢神経の支持・栄養・代謝などの役割を果たす細胞を、（9.　　　　）細胞という。

PART 2

骨格系

全身の骨（と関節）を総称して骨格系といいます。全身の骨格は、頭蓋骨、脊柱、胸郭、骨盤、上肢骨、下肢骨からなります。骨には、身体の支柱、内部器官の保護、受動的運動、造血作用などの働きがあります。

- 骨格
- 関節の構造
- 骨の構造
- 頭蓋骨
- 上肢骨
  - ①肩・上腕の骨
  - ②手の骨
- 脊柱
- 胸郭
- 骨盤
- 下肢骨
  - ①大腿・下腿の骨
  - ②足の骨

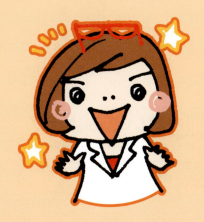

PART 2 骨格系 骨格

解答・解説編 p.8

書いてみよう！

問題 001 check ☐☐☐ 全身の骨(ほね)を示した図である。それぞれの名称を書きなさい。

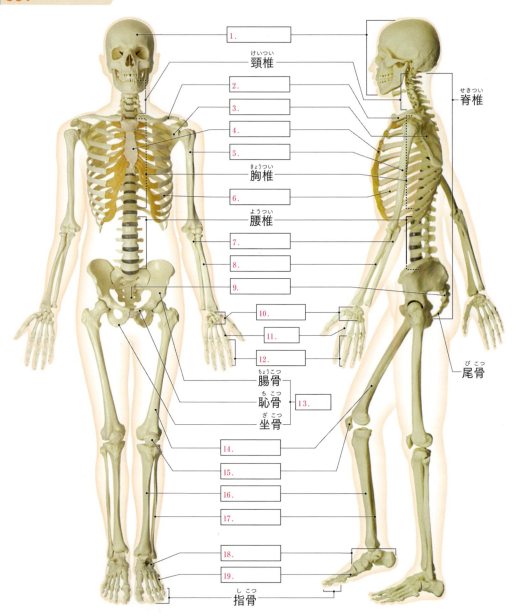

頸椎(けいつい)
脊椎(せきつい)
胸椎(きょうつい)
腰椎(ようつい)
腸骨(ちょうこつ)
恥骨(ちこつ)
坐骨(ざこつ)
尾骨(びこつ)
指骨(しこつ)

解いてみよう！

問題 002 check ☐☐☐ 主な骨格(こっかく)には、(20.)、(21.)、(22.)、(23.)がある。

PART 2 骨格系 — 関節の構造

書いてみよう！

問題 003 check ☐☐☐ 関節の基本構造を示した図である。それぞれの名称を書きなさい。

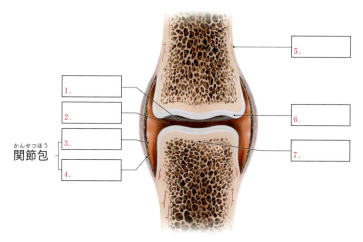

1.
2.
3. ｝関節包
4.
5.
6.
7.

解いてみよう！

問題 004 check ☐☐☐ 関節は、（8.　　　　）骨をもち、関節頭、関節窩からなっている。

問題 005 check ☐☐☐ 関節包は、（9.　　　　）膜と線維膜からなっている。

問題 006 check ☐☐☐ 関節の補助装置として、（10.　　　　）、関節円板、関節唇などがある。

問題 007 check ☐☐☐ 球関節は、主に肩関節と（11.　　　　）関節にみられる。

問題 008 check ☐☐☐ 車軸関節は、上下の（12.　　　　）関節にみられる。

問題 009 check ☐☐☐ 肩関節は、肩甲骨と（13.　　　　）との関節である。

問題 010 check ☐☐☐ 肘関節は、（14.　　　　）・橈骨・尺骨の3個から構成されている。

問題 011 check ☐☐☐ 膝関節は、大腿骨・膝蓋骨・（15.　　　　）から構成されている。

問題 012 check ☐☐☐ 股関節は、大腿骨と（16.　　　　）から構成されている。

問題 013 check ☐☐☐ ショパール関節やリスフラン関節は、（17.　　　　）にみられる関節である。

PART 2 骨格系 — 骨の構造

解答・解説編 p.10

書いてみよう！

問題 014 check ☐☐☐ 骨の構造を示した図である。それぞれの名称を書きなさい。

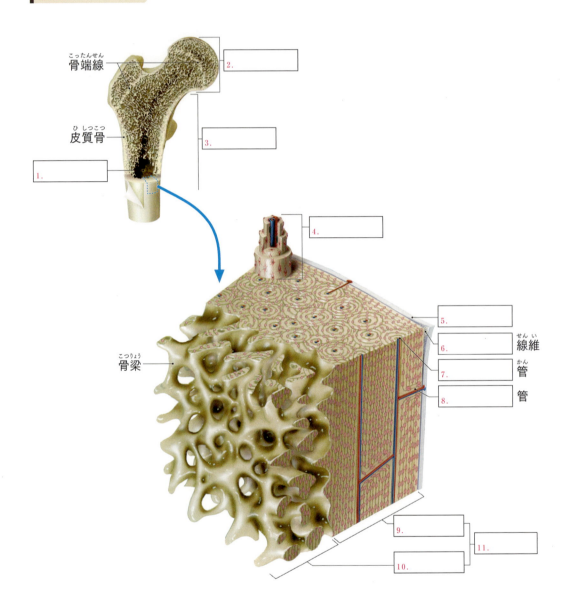

骨端線
皮質骨
1.
2.
3.
4.
5.
6. ○○線維
7. ○○管
8. ○○管
骨梁
9.
10.
11.

解いてみよう！

問題 015 check ☐☐☐ 骨は、構造上、骨膜と骨質および（12.　　　　）に分類される。

問題 016 check □□□ 骨の成分は、主に（13.　　　　　）イオンからなる。

問題 017 check □□□ 骨膜から血管を入れる管を、（14.　　　　　）管という。

問題 018 check □□□ 緻密質を縦に走行する血管を入れる管を、（15.　　　　　）管という。

問題 019 check □□□ 造血は、（16.　　　　　）でさかんに行われる。

問題 020 check □□□ 骨吸収は、（17.　　　　　）細胞によって行われる。

問題 021 check □□□ 骨破壊を促すホルモンは、（18.　　　　　）ホルモンである。

問題 022 check □□□ 骨の成長において、長さは（19.　　　　　）で、太さは骨膜で行われる。

問題 023 check □□□ 関節軟骨を構成する成分で、最も多いのは（20.　　　　　）である。

MEMO

PART 2 骨格系 — 頭蓋骨

解答・解説編 p.12

書いてみよう！

問題 024 check ☐☐☐ 頭蓋骨ならびに縫合と泉門を示した図である。それぞれの名称を書きなさい。

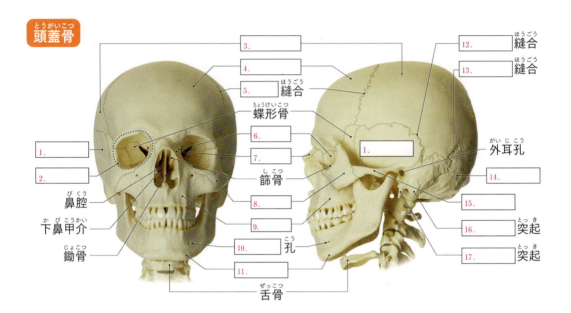

頭蓋骨

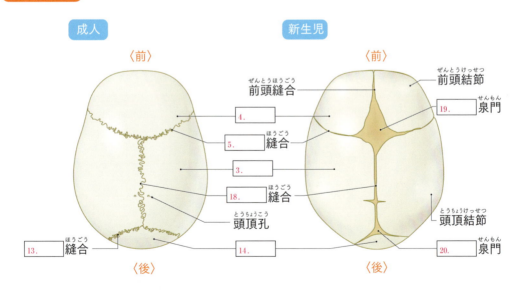

縫合と泉門

解いてみよう！

問題 025 check ☐☐☐ 脳頭蓋は、蝶形骨・篩骨・前頭骨・頭頂骨・側頭骨・（21.　　）からなる。

問題 026 check ☐☐☐ 大翼や小翼をなしているのは、（22.　　）骨である。

問題 027 check ☐☐☐ 脊髄や椎骨動脈の通路となっている後頭骨の孔を、（23.　　）という。

問題 028 check ☐☐☐ 眼窩は、（24.　　）個の骨から構成されている。

問題 029 check ☐☐☐ 副鼻腔は、前頭洞・上顎洞・前後の篩骨洞・（25.　　）の5つをいう。

問題 030 check ☐☐☐ 副鼻腔は、（26.　　）に開口する。

問題 031 check ☐☐☐ ハイモーア洞は、（27.　　）にみられる。

問題 032 check ☐☐☐ オトガイ孔は、（28.　　）骨にあり、三叉神経の通路となっている。

問題 033 check ☐☐☐ 泉門のうち、生後1歳6か月で閉鎖するのは、（29.　　）である。

問題 034 check ☐☐☐ 左右の頭頂骨との間の縫合を、（30.　　）縫合という。

問題 035 check ☐☐☐ 鱗状縫合は、頭頂骨と（31.　　）骨との間にみられる。

MEMO

PART 2 骨格系 — 上肢骨① 肩・上腕の骨

解答・解説編 p.14

書いてみよう！

問題 036 check ☐☐☐ 肩甲骨を示した図である。それぞれの名称を書きなさい。

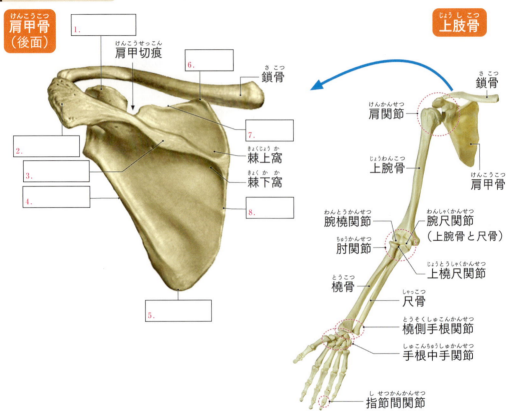

肩甲骨（後面）: 1. ___ 2. ___ 3. ___ 4. ___ 5. ___ 6. ___ 7. ___ 8. ___
肩甲切痕、棘上窩、棘下窩、鎖骨

上肢骨: 鎖骨、肩関節、上腕骨、肩甲骨、腕橈関節、腕尺関節（上腕骨と尺骨）、肘関節、上橈尺関節、橈骨、尺骨、橈側手根関節、手根中手関節、指節間関節

解いてみよう！

問題 037 check ☐☐☐ 肩甲骨には（9. _____ ）突起が突出し、体表面から触知できる。

問題 038 check ☐☐☐ 腕の骨を（10. _____ ）といい、上肢骨である。

問題 039 check ☐☐☐ 前腕骨の親指側にある骨を、（11. _____ ）という。

問題 040 check ☐☐☐ 大結節や小結節という隆起部がみられるのは、（12. _____ ）骨である。

問題 041 check ☐☐☐ 尺骨は（13. _____ ）骨に平行し、小指側にある。

問題 042 check ☐☐☐ 外科頸や解剖頸の2つの頸をもつのは、（14. _____ ）骨である。

PART 2 骨格系 — 上肢骨② 手の骨

解答・解説編 p.15

書いてみよう！

問題 043 check □□□ 手の骨を示した図である。それぞれの名称を書きなさい。

右手（背側面）

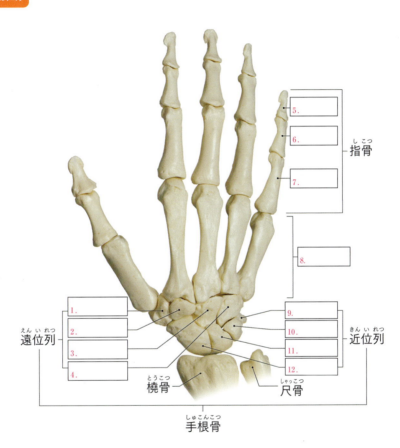

解いてみよう！

問題 044 check □□□ 手根骨は、(13.　　　　)個ある。

問題 045 check □□□ 月状骨や有鉤骨は、(14.　　　　)骨にある。

問題 046 check □□□ 基節骨や末節骨などは、(15.　　　　)骨にある。

骨格系 25

PART 2 骨格系 — 脊柱

解答・解説編 p.15

書いてみよう！

問題 047 check ☐☐☐ 脊柱と椎骨を示した図である。それぞれの名称を書きなさい。

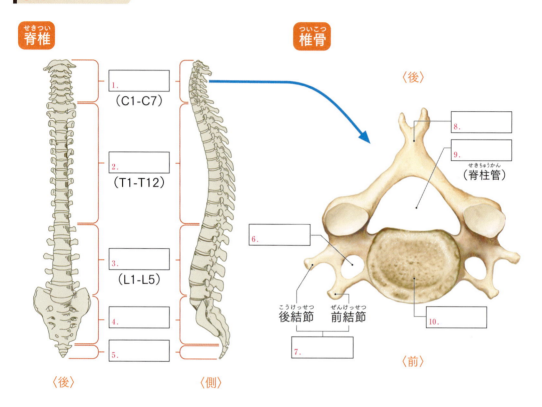

脊椎
1. （C1-C7）
2. （T1-T12）
3. （L1-L5）
4.
5.

椎骨
〈後〉
6.
7.（後結節／前結節）
8.
9.（脊柱管）
10.
〈前〉

〈後〉〈側〉

解いてみよう！

問題 048 check ☐☐☐ 脊柱は、（11. ）骨が重なり合ってできている。各椎体間は、（12. ）という線維軟骨によって連結されている。

問題 049 check ☐☐☐ 脊髄神経の出入口となっている部分を、（13. ）孔という。

問題 050 check ☐☐☐ 頭蓋の回転は、主として環椎と（14. ）椎の間で行われる。

問題 051 check ☐☐☐ 環椎は、脊柱の第（15. ）頸椎のことで、環状の骨である。軸椎は、脊柱の第（16. ）頸椎のことで、歯突起がみられる。

問題 052 check ☐☐☐ 第1〜6頸椎の横突孔には、（17. ）動脈が通っている。

問題 053 check ☐☐☐ 胸椎は、（18. ）個ある。

PART 2 骨格系 — 胸郭

解答・解説編 p.16

書いてみよう！

問題 054 check☐☐☐ 胸郭を示した図である。それぞれの名称を書きなさい。

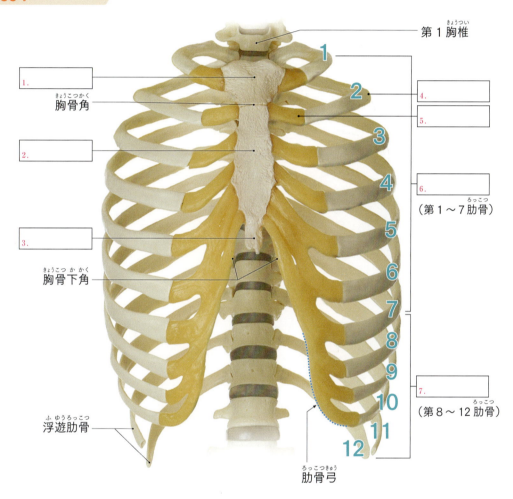

第1胸椎
1.
胸骨角
2.
3.
胸骨下角
浮遊肋骨
4.
5.
6. （第1〜7肋骨）
7. （第8〜12肋骨）
肋骨弓

解いてみよう！

問題 055 check☐☐☐ 剣状突起は、(8.　　　　　)骨の下端にある軟骨性の突起である。

問題 056 check☐☐☐ 第1〜7肋骨を真肋、第8〜12肋骨を(9.　　　　　)と呼んでいる。

骨格系　27

PART 2 骨格系 骨盤

解答・解説編 p.17

書いてみよう！

問題 057 check ☐☐☐ 骨盤を示した図である。それぞれの名称を書きなさい。

骨盤（女性）

5. ［　　］関節
腸骨稜
6. ［　　］
尾骨
4. ［　　］臼
7. ［　　］
2. ［　　］結合
2. ［　　］下角
1. ［　　］ 2. ［　　］ 3. ［　　］
4. ［　　］

解いてみよう！

問題 058 check ☐☐☐ 腸骨、（8.　　　　　）、恥骨の3つの骨が癒合したものを寛骨という。

問題 059 check ☐☐☐ 仙骨、尾骨、左右の寛骨が融合したものを（9.　　　　　）という。

PART 2 骨格系 — 下肢骨① 大腿・下腿の骨

解答・解説編 p.17

書いてみよう！

問題 060 check ☐☐☐ 下肢の骨を示した図である。それぞれの名称を書きなさい。

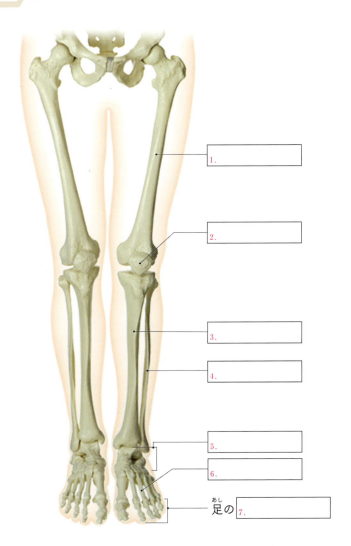

1.
2.
3.
4.
5.
6.
7. 足の

解いてみよう！

問題 061 check ☐☐☐ 大転子、小転子という隆起部がみられるのは、（8.　　　）である。

問題 062 check ☐☐☐ 人体最大の種子骨は、（9.　　　）である。

問題 063 check ☐☐☐ 内果は、（10.　　　）にみられる。

骨格系 29

PART 2 骨格系 — 下肢骨② 足の骨

解答・解説編 p.18

書いてみよう！

問題 064 check □□□ 足の骨を示した図である。それぞれの名称を書きなさい。

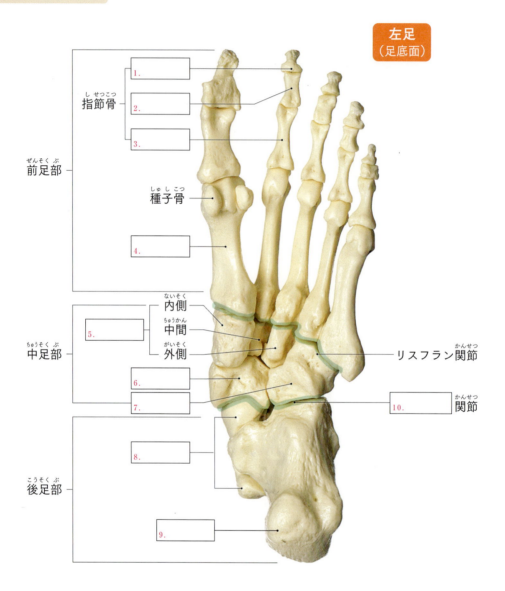

左足（足底面）

- 前足部
  - 指節骨
    - 1.
    - 2.
    - 3.
  - 種子骨
  - 4.
- 中足部
  - 5.（内側／中間／外側）
  - 6.
  - 7.
  - リスフラン関節
  - 10. 〇〇関節
- 後足部
  - 8.
  - 9.

解いてみよう！

問題 065 check □□□ 足根骨は、（11.　　　）個ある。

問題 066 check □□□ 足根骨の近位列は、距骨と（12.　　　）で構成されている。

PART 3 筋肉系

筋肉は「からだの各部位を動かす」役割を担う器官です。多くの器官は不随意筋（自分の意志で自由に動かせない筋）で構成されていますが、骨格筋だけは随意筋（自分の意志で自由に動かせる筋）で構成されます。

- 骨格筋
- 頭頸部の筋
- 胸腹部の筋
- 背部の筋
- 上肢の筋
  - ①肩関節の運動
  - ②肘関節の運動
- 下肢の筋
  - ①股関節の運動
  - ②膝関節の運動
  - ③足関節の運動
- 筋収縮のしくみ

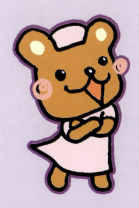

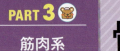

PART 3 筋肉系
骨格筋

解答・解説編 p.19

書いてみよう！

問題 001 check☐☐☐ 全身表層の骨格筋を示した図である。それぞれの名称を書きなさい。

前面　　　　　　　　　　　　　　　　　　　　　後面

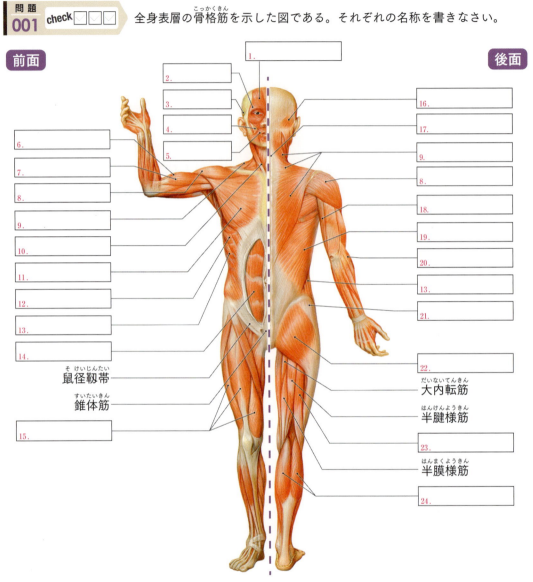

鼠径靱帯（そけいじんたい）
錐体筋（すいたいきん）
大内転筋（だいないてんきん）
半腱様筋（はんけんようきん）
半膜様筋（はんまくようきん）

解いてみよう！

問題 002 check☐☐☐ 骨格筋と（25.　　　）は、横紋をもつ筋である。
（26.　　　）は、横紋を持たない不随意筋である。

問題 003 check☐☐☐ 骨格筋は、体重の約（27.　　　）％を占め、体温調節や関節に安定性を与える。

問題 004 check☐☐☐ 骨格筋は、筋細胞が束になったもので、そのなかには数百本以上の（28.　　　）線維がある。

PART 3 筋肉系　頭頸部の筋

解答・解説編 p.19

✏️ 書いてみよう！

問題 005 check☐☐☐　頭頸部の筋を示した図である。それぞれの名称を書きなさい。

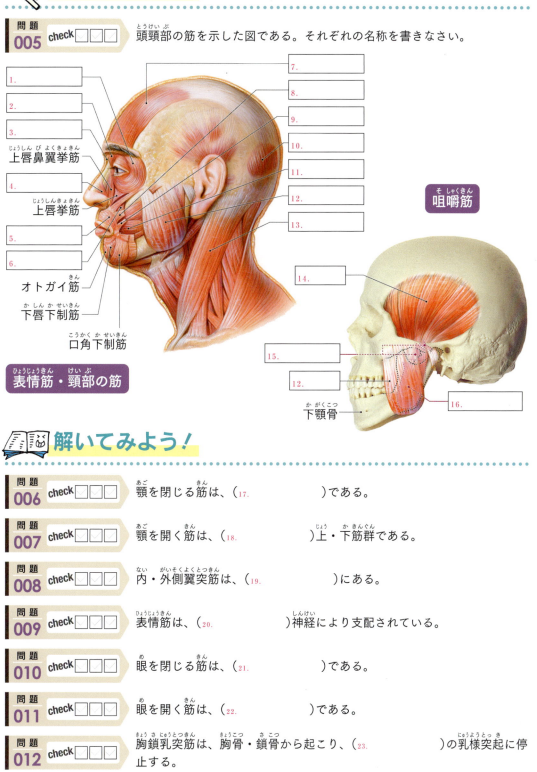

1.　
2.　
3. 上唇鼻翼挙筋（じょうしんびよくきょきん）
4. 上唇挙筋（じょうしんきょきん）
5.　
6. オトガイ筋
下唇下制筋（かしんかせいきん）
口角下制筋（こうかくかせいきん）

表情筋・頸部の筋（ひょうじょうきん・けいぶのきん）

7.　8.　9.　10.　11.　12.　13.

咀嚼筋（そしゃくきん）

14.　15.　12.　16.
下顎骨（かがくこつ）

📖 解いてみよう！

問題 006 check☐☐☐　顎を閉じる筋は、（17.　　　）である。

問題 007 check☐☐☐　顎を開く筋は、（18.　　　）上・下筋群である。

問題 008 check☐☐☐　内・外側翼突筋は、（19.　　　）にある。

問題 009 check☐☐☐　表情筋は、（20.　　　）神経により支配されている。

問題 010 check☐☐☐　眼を閉じる筋は、（21.　　　）である。

問題 011 check☐☐☐　眼を開く筋は、（22.　　　）である。

問題 012 check☐☐☐　胸鎖乳突筋は、胸骨・鎖骨から起こり、（23.　　　）の乳様突起に停止する。

筋肉系

PART 3 筋肉系 胸腹部の筋

解答・解説編 p.20

書いてみよう！

問題 013 check ☐☐☐ 胸腹部の筋を示した図である。それぞれの名称を書きなさい。

前面

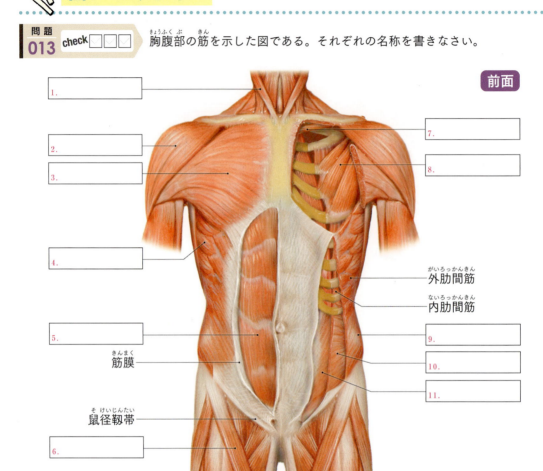

1.
2.
3.
4.
5. 筋膜
6. 鼠径靱帯
7.
8.
9. 外肋間筋
10. 内肋間筋
11.

解いてみよう！

問題 014 check ☐☐☐ 前胸部を代表する「物を抱え込む」ときに使われる筋は、（12.　　　）である。

問題 015 check ☐☐☐ 横隔膜には、大動脈裂孔、大静脈孔、（13.　　　）裂孔の3つの孔がある。

問題 016 check ☐☐☐ 呼吸筋は、横隔膜と（14.　　　）筋である。

問題 017 check ☐☐☐ 腹筋運動でよく使われる筋は、（15.　　　）である。

問題 018 check ☐☐☐ 鼠径靱帯は、（16.　　　）の腱膜からできている。

PART 3 筋肉系 — 背部の筋

解答・解説編 p.21

書いてみよう！

問題 019 check □□□　背部の筋を示した図である。それぞれの名称を書きなさい。

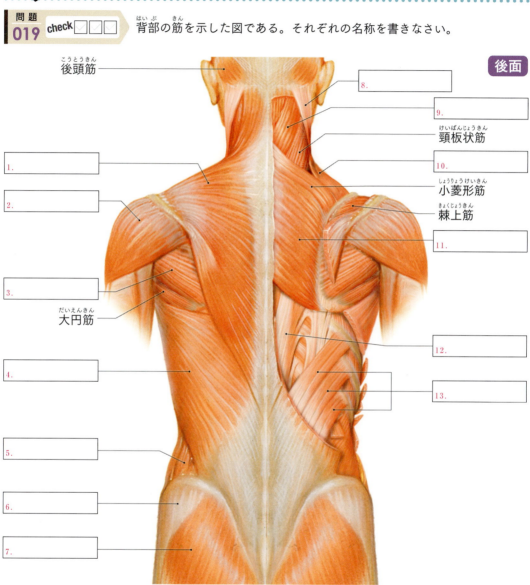

後面

こうとうきん
後頭筋

1.
2.
3.
だいえんきん
大円筋
4.
5.
6.
7.
8.
9.
けいばんじょうきん
頸板状筋
10.
しょうりょうけい きん
小菱形筋
きょくじょうきん
棘上筋
11.
12.
13.

解いてみよう！

問題 020 check □□□　肩甲骨の回転運動を行う強力な筋は、（14.　　　）である。

問題 021 check □□□　姿勢保持する深背部の筋は、（15.　　　）である。

筋肉系　35

PART 3 筋肉系 — 上肢の筋① 肩関節の運動

解答・解説編 p.21

書いてみよう！

問題 022 check □□□ 　上腕の外転と内転を示した図である。それぞれの筋の名称を書きなさい。

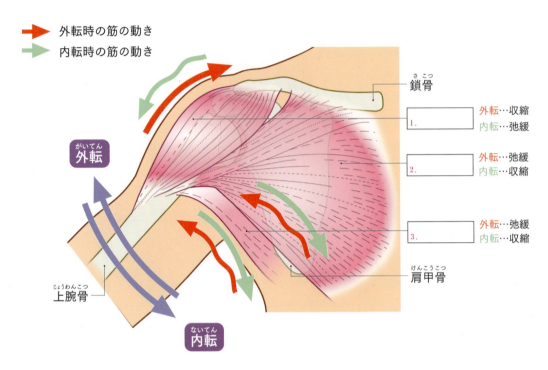

1. ＿＿＿＿＿　外転…収縮／内転…弛緩
2. ＿＿＿＿＿　外転…弛緩／内転…収縮
3. ＿＿＿＿＿　外転…弛緩／内転…収縮

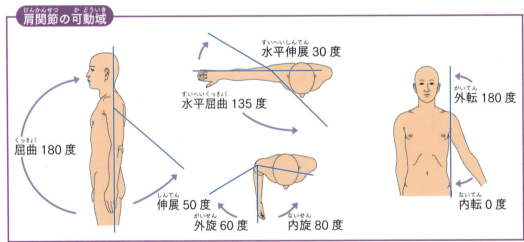

肩関節の可動域：屈曲180度、伸展50度、水平伸展30度、水平屈曲135度、外旋60度、内旋80度、外転180度、内転0度

解いてみよう！

問題 023 check □□□ 　肩関節を囲む最も強力な筋で、筋肉注射の対象となるのは、（4.　　　　）である。

PART 3 筋肉系 上肢の筋② 肘関節の運動

解答・解説編 p.22

書いてみよう！

問題 024 check ☐☐☐ 肘関節の屈曲と伸展を示した図である。それぞれの筋の名称を書きなさい。

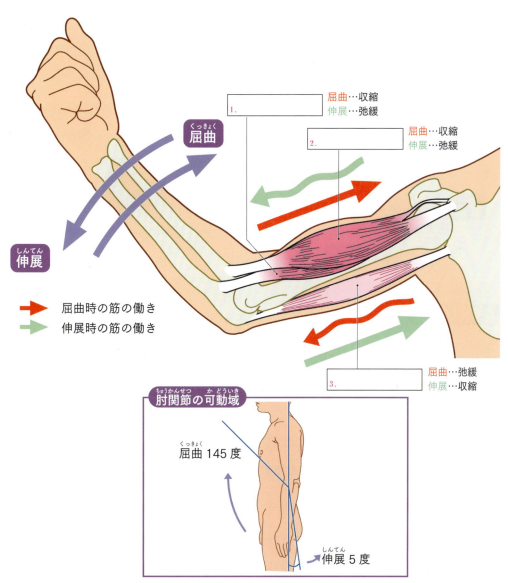

1. ［　　　　］ 屈曲…収縮／伸展…弛緩
2. ［　　　　］ 屈曲…収縮／伸展…弛緩
3. ［　　　　］ 屈曲…弛緩／伸展…収縮

→ 屈曲時の筋の働き
→ 伸展時の筋の働き

肘関節の可動域
屈曲 145 度
伸展 5 度

解いてみよう！

問題 025 check ☐☐☐ 肘を曲げる主要屈筋は、(4.　　　　)である。

問題 026 check ☐☐☐ 肘を伸ばす主要伸筋は、(5.　　　　)である。

PART 3 筋肉系 — 下肢の筋① 股関節の運動

解答・解説編 p.22

書いてみよう！

問題 027 check☐☐☐　股関節の伸展と屈曲、内転と外転を示した図である。それぞれの筋の名称を書きなさい。

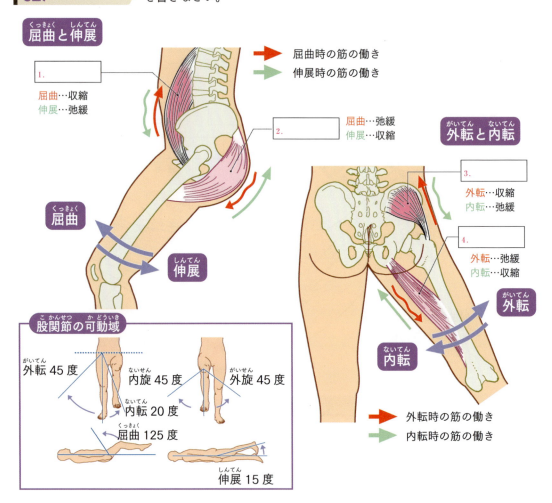

屈曲と伸展
- 1. ＿＿＿　屈曲…収縮／伸展…弛緩
- 2. ＿＿＿　屈曲…弛緩／伸展…収縮
→ 屈曲時の筋の働き／伸展時の筋の働き

外転と内転
- 3. ＿＿＿　外転…収縮／内転…弛緩
- 4. ＿＿＿　外転…弛緩／内転…収縮
→ 外転時の筋の働き／内転時の筋の働き

股関節の可動域
外転 45 度／内旋 45 度／外旋 45 度／内転 20 度／屈曲 125 度／伸展 15 度

解いてみよう！

問題 028 check☐☐☐　股関節を屈曲する筋は、（5.　　　　）である。

問題 029 check☐☐☐　股関節を伸展する筋は、（6.　　　　）である。

問題 030 check☐☐☐　大殿筋の下を通る人体最大の神経は、（7.　　　　）神経である。

問題 031 check☐☐☐　股関節を外転する筋は、（8.　　　　）である。

38　PART 3

PART3 筋肉系 — 下肢の筋② 膝関節の運動

解答・解説編 p.23

書いてみよう！

問題 032 check □□□　膝関節の伸展と屈曲を示した図である。それぞれの筋の名称を書きなさい。

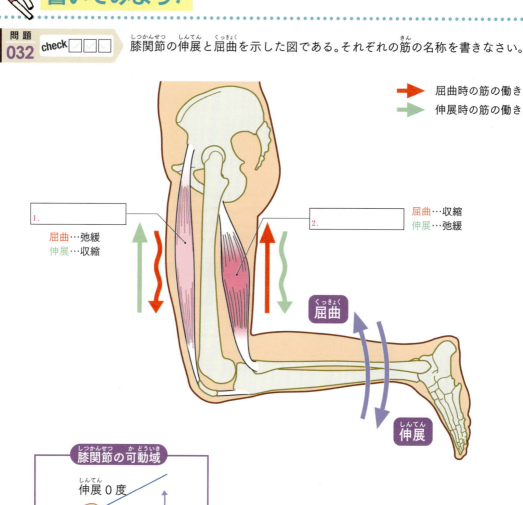

➡ 屈曲時の筋の働き
➡ 伸展時の筋の働き

1. ＿＿＿＿＿＿　屈曲…弛緩／伸展…収縮
2. ＿＿＿＿＿＿　屈曲…収縮／伸展…弛緩

屈曲
伸展

膝関節の可動域
伸展 0 度
屈曲 130 度

解いてみよう！

問題 033 check □□□　膝蓋腱反射に関係する筋は、（ 3.　　　）である。

問題 034 check □□□　膝関節を伸展する筋は、（ 4.　　　）である。

問題 035 check □□□　膝関節を屈曲する筋は、（ 5.　　　）である。

筋肉系　39

PART 3 筋肉系 — 下肢の筋③ 足関節の運動

解答・解説編 p.23

書いてみよう！

問題 036 check □□□　足関節の背屈と底屈を示した図である。それぞれの名称を書きなさい。

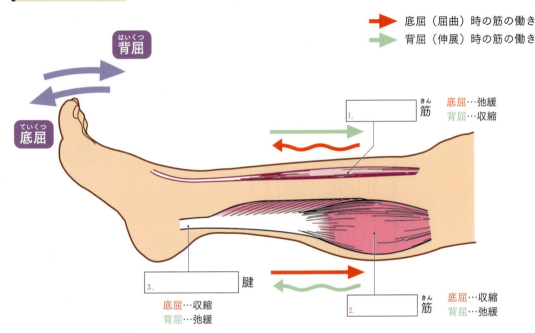

→ 底屈（屈曲）時の筋の働き
→ 背屈（伸展）時の筋の働き

1. ____ 筋　底屈…弛緩／背屈…収縮
2. ____ 筋　底屈…収縮／背屈…弛緩
3. ____ 腱　底屈…収縮／背屈…弛緩

足関節の可動域
伸展（背屈）20度
0度
屈曲（底屈）45度

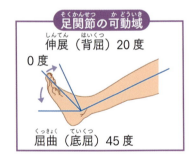

解いてみよう！

問題 037 check □□□　ヒラメ筋は、(4.　　　)にある筋である。

問題 038 check □□□　ふくらはぎを作る強大な筋は、腓腹筋と(5.　　　)である。

問題 039 check □□□　下腿三頭筋は、太い(6.　　　)腱をなして踵骨につく。

問題 040 check □□□　足を背屈する筋は、(7.　　　)、底屈する筋は下腿三頭筋である。

PART 3 筋肉系 — 筋収縮のしくみ

解答・解説編 p.24

書いてみよう！

問題 041 check ☐☐☐ 筋収縮のしくみについて示した図である。それぞれの名称を書きなさい。

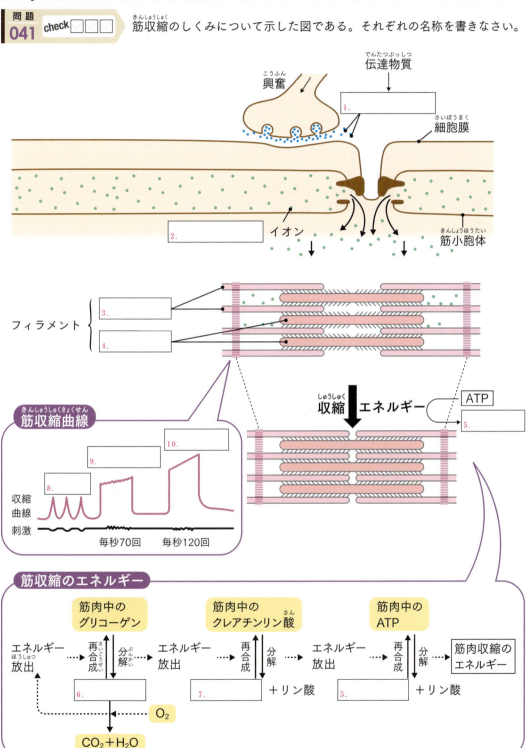

解いてみよう！

問題 042 check □□□ 筋原線維の収縮は、太い（11.　　　　　）と細いアクチンのフィラメントの動きにより起こる。

問題 043 check □□□ 筋収縮には、（12.　　　　　）イオン、ATP、クレアチンリン酸が重要である。

問題 044 check □□□ 骨格筋は、（13.　　　　　）縮を行う。

問題 045 check □□□ 骨格筋の特性は、収縮性、弾性、興奮性、（14.　　　　　）性である。

問題 046 check □□□ 筋の疲労とは、筋組織中に（15.　　　　　）が蓄積され、筋収縮力が低下することにより起こる。

問題 047 check □□□ （16.　　　　　）性収縮は、筋の長さを変えずに張力を増すもので、これはすべて熱エネルギーとなる。

問題 048 check □□□ （17.　　　　　）性収縮は、筋の長さが短縮するもので、エネルギーの25％は仕事量に使われる。

問題 049 check □□□ （18.　　　　　）には瞬発力はあるが持久力はなく、遅筋には瞬発力はないが持久力がある。

問題 050 check □□□ （19.　　　　　）反射は、上腕二頭筋の腱反射である。

MEMO

PART 4

循環器系

人体にとって最も重要な「生きていく機能」を担っているのが心血管系すなわち循環器です。
循環器は、24時間絶え間なく、酸素やブドウ糖などを全身の細胞に運び、その代わりに代謝時に出た老廃物を回収しています。

- 心臓
- 血管の構造
- 動脈系
  - ①全身の動脈
  - ②頭部の動脈
  - ③上肢の動脈
  - ④下肢の動脈
  - ⑤胸腹部の動脈
- 静脈系
  - ①全身の静脈
  - ②頭部の静脈
  - ③四肢の静脈
  - ④胸腹部の静脈
- 門脈系
- 胎児循環
- リンパ系
- 血圧と心音
- 心電図

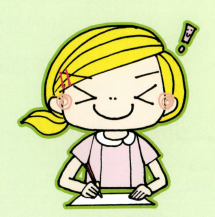

PART 4 循環器系 心臓

解答・解説編 p.26

書いてみよう！

問題 001 check □□□ 心臓について示した図である。それぞれの名称を書きなさい。

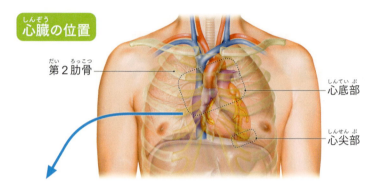

心臓の位置

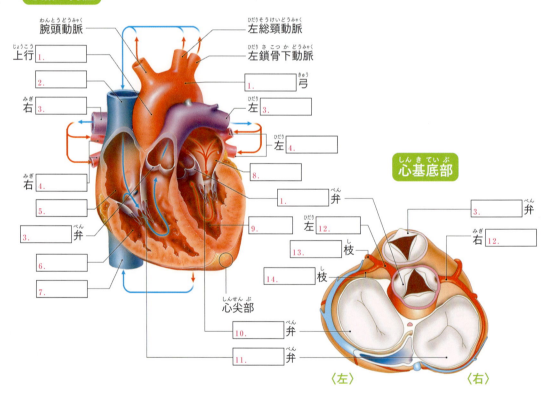

心臓の内腔 / 心基底部

解いてみよう！

問題 002 check □□□ 心臓壁は、(15.　　　)層からなっている。

問題 003 check ☐☐☐ 心臓は、(16.　　　　)細胞から構成されている。

問題 004 check ☐☐☐ 心臓を出入りする血管のうち、動脈血が流れているのは、大動脈と(17.　　　　)である。

問題 005 check ☐☐☐ 心臓の栄養血管は、(18.　　　　)動脈である。

問題 006 check ☐☐☐ 心臓で生じた二酸化炭素や老廃物は、(19.　　　　)静脈から右心房に送られる。

問題 007 check ☐☐☐ 全身から戻る静脈は、心臓の(20.　　　　)に入る。

問題 008 check ☐☐☐ 大循環の始まりは、心臓の(21.　　　　)である。

問題 009 check ☐☐☐ 大動脈血管の基部にある膨らんだ部分を、(22.　　　　)という。

問題 010 check ☐☐☐ 左心房と左心室の間の弁を、左房室弁または(23.　　　　)弁という。

問題 011 check ☐☐☐ 右心室と肺動脈の間の弁を、(24.　　　　)弁という。

問題 012 check ☐☐☐ 左右の房室弁には、乳頭筋からの(25.　　　　)が付着している。

MEMO

PART 4 循環器系 — 血管の構造

解答・解説編 p.27

書いてみよう！

問題 013 check □□□
血管の構造を示した図である。それぞれの名称を書きなさい。

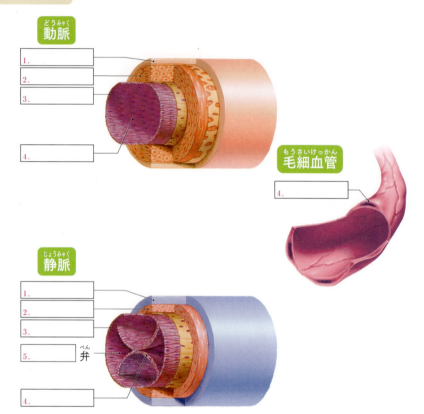

動脈
1.
2.
3.
4.

毛細血管
4.

静脈
1.
2.
3.
5. 弁
4.

解いてみよう！

問題 014 check □□□
血管壁は、(6.　　　　　)層からなる。

問題 015 check □□□
静脈は動脈と同じ構造をもつが、(7.　　　　　)膜は動脈に比べて薄い。

問題 016 check □□□
静脈には(8.　　　　　)があり、血液の逆流を防いでいる。

問題 017 check □□□
毛細血管壁は、(9.　　　　　)層の内皮細胞からなる。

問題 018 check □□□
動脈と静脈が毛細血管を介さないで交通することを、(10.　　　　　)という。

問題 019 check □□□
終動脈は、脳、肺、腎臓、脾臓、(11.　　　　　)および心臓などにみられる。

PART 4 循環器系
動脈系① 全身の動脈

解答・解説編 p.28

書いてみよう！

問題 020 check □□□ 全身の主な動脈血管を示した図である。それぞれの名称を書きなさい。

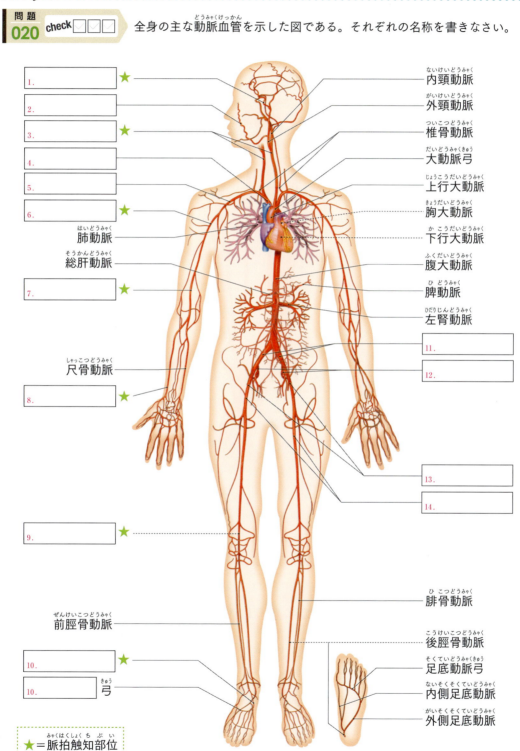

ラベル：
1. ★
2.
3. ★
4.
5.
6. ★
7. ★
8. ★
9. ★
10. ★
10. 弓
11.
12.
13.
14.

図中の名称：
- 内頸動脈
- 外頸動脈
- 椎骨動脈
- 大動脈弓
- 上行大動脈
- 胸大動脈
- 下行大動脈
- 肺動脈
- 総肝動脈
- 腹大動脈
- 脾動脈
- 左腎動脈
- 尺骨動脈
- 前脛骨動脈
- 腓骨動脈
- 後脛骨動脈
- 足底動脈弓
- 内側足底動脈
- 外側足底動脈

★＝脈拍触知部位

循環器系 47

PART 4 循環器系　動脈系② 頭部の動脈

解答・解説編 p.28

書いてみよう！

問題 021 check ☐☐☐　脳への動脈血管を示した図である。それぞれの名称を書きなさい。

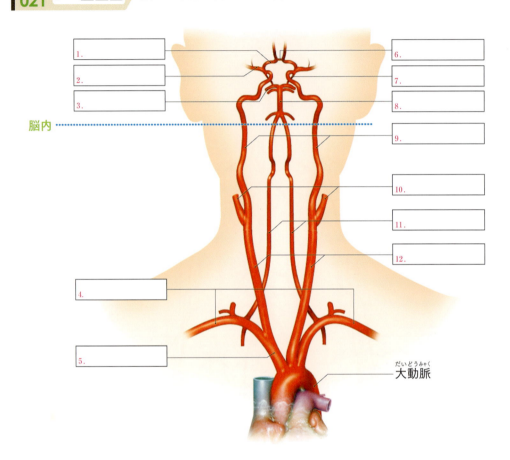

脳内

解いてみよう！

問題 022 check ☐☐☐　総頸動脈は、顔面に行く（13.　　　）動脈と、脳に行く内頸動脈に分岐する。

問題 023 check ☐☐☐　脳へ行く動脈血管は、内頸動脈と（14.　　　）動脈である。

問題 024 check ☐☐☐　大脳動脈輪は、前・中・後（15.　　　）動脈、前・後交通動脈によって構成されている。

問題 025 check ☐☐☐　延髄、橋、中脳、間脳への動脈は、（16.　　　）動脈から分岐する。

問題 026 check ☐☐☐　椎骨動脈は、頸椎の横突孔内を通り、脳内で（17.　　　）動脈となる。

PART 4 循環器系 — 動脈系③ 上肢の動脈

解答・解説編 p.29

書いてみよう！

問題 027 check ☐☐☐ 上肢の動脈血管を示した図である。それぞれの名称を書きなさい。

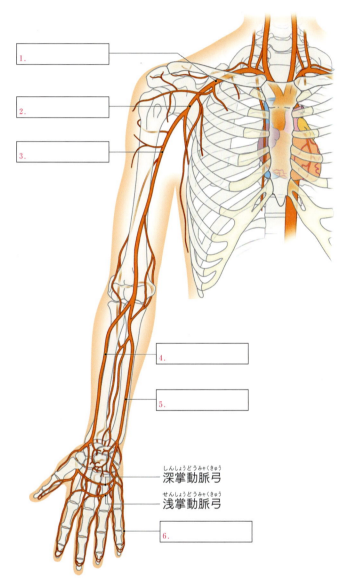

1.
2.
3.
4.
5.
深掌動脈弓
浅掌動脈弓
6.

解いてみよう！

問題 028 check ☐☐☐ 左右の鎖骨下動脈は、腋窩で（7.　　　）動脈となり、上腕部で上腕動脈になる。

問題 029 check ☐☐☐ 上腕動脈は、肘窩で、母指側の（8.　　　）動脈と、小指側の尺骨動脈に分岐する。

PART 4 循環器系 — 動脈系④ 下肢の動脈

解答・解説編 p.30

書いてみよう！

問題 030 check ☐☐☐ 下肢の動脈血管を示した図である。それぞれの名称を書きなさい。

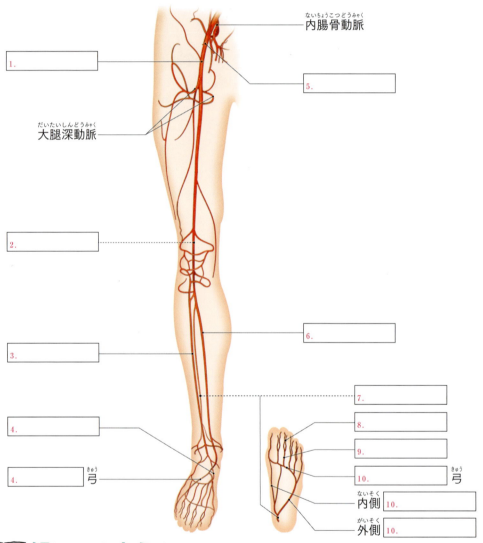

- 内腸骨動脈
- 大腿深動脈
- 1.
- 2.
- 3.
- 4. ～弓
- 5.
- 6.
- 7.
- 8.
- 9.
- 10. ～弓
- 10. 内側
- 10. 外側

解いてみよう！

問題 031 check ☐☐☐ 総腸骨動脈は、（11. ）動脈と外腸骨動脈を分岐する。

問題 032 check ☐☐☐ 外腸骨動脈は、大腿動脈→（12. ）動脈→前脛骨動脈・後脛骨動脈に分かれ、下肢に行く。

問題 033 check ☐☐☐ 前脛骨動脈は、（13. ）動脈となり、足背部に栄養を供給する。

PART 4 循環器系
動脈系⑤ 胸腹部の動脈

解答・解説編 p.30

書いてみよう！

問題 034 check ☐☐☐　胸腹部の主な動脈血管を示した図である。それぞれの名称を書きなさい。

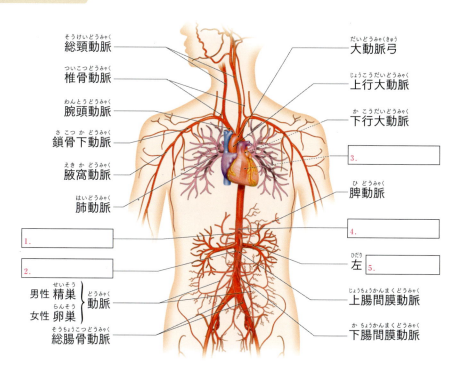

総頸動脈　椎骨動脈　腕頭動脈　鎖骨下動脈　腋窩動脈　肺動脈
大動脈弓　上行大動脈　下行大動脈　3.　脾動脈　4.　左 5.　上腸間膜動脈　下腸間膜動脈
1.　2.　男性 精巣／女性 卵巣 動脈　総腸骨動脈

解いてみよう！

問題 035 check ☐☐☐　上行大動脈から、心臓へ走行する左右の（6.　　　）動脈が分岐する。

問題 036 check ☐☐☐　大動脈弓から、（7.　　　）動脈、左総頸動脈、左鎖骨下動脈の順に血管が3つ分岐する。

問題 037 check ☐☐☐　腕頭動脈は、右（8.　　　）動脈と右総頸動脈を分岐する。

問題 038 check ☐☐☐　胸大動脈は、気管支動脈、（9.　　　）動脈、肋間動脈を分岐する。

問題 039 check ☐☐☐　肺の栄養血管は、（10.　　　）動脈である。

問題 040 check ☐☐☐　腹大動脈は、腹腔動脈、上・下腸間膜動脈、（11.　　　）動脈、卵巣・精巣動脈を分岐する。

問題 041 check ☐☐☐　腹腔動脈は、左胃動脈、総肝動脈、（12.　　　）動脈の3主要枝に分岐し、腹腔臓器に分布する。

循環器系　51

PART 4 循環器系

静脈系① 全身の静脈

解答・解説編 p.31

書いてみよう！

問題 042 check ☐☐☐ 全身の主な静脈血管を示した図である。それぞれの名称を書きなさい。

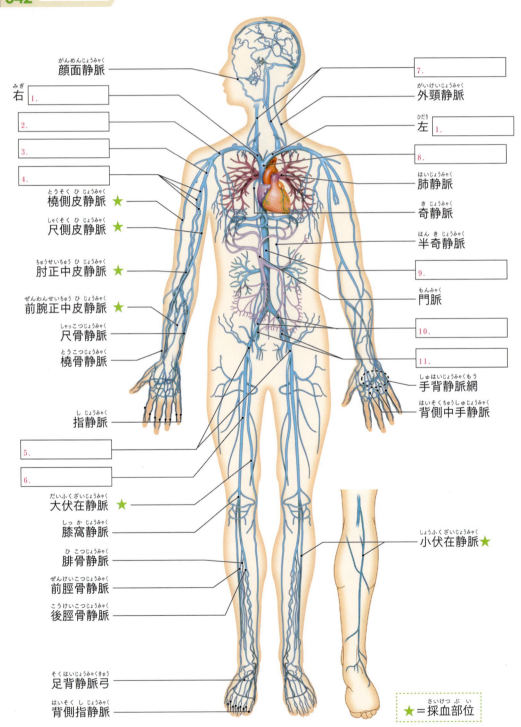

★＝採血部位

PART 4 循環器系 — 静脈系② 頭部の静脈

解答・解説編 p.32

書いてみよう！

問題 043 check ☐☐☐ 頭部の静脈と硬膜静脈洞を示した図である。それぞれの名称を書きなさい。

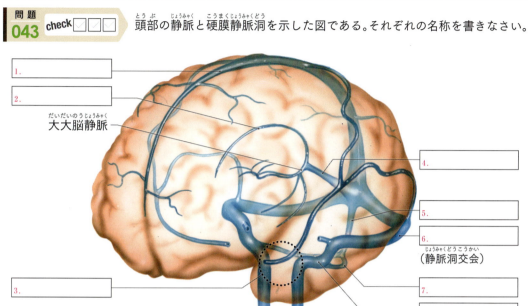

1. ___
2. ___
大大脳静脈（だいだいのうじょうみゃく）
3. ___
4. ___
5. ___
6. ___（静脈洞交会）
7. ___
8. ___
内頸静脈（ないけいじょうみゃく）

解いてみよう！

問題 044 check ☐☐☐ 脳からの血液は、静脈を経て、脳硬膜にはさまれた（9. ___ ）洞に注がれる。

MEMO

PART 4 循環器系 — 静脈系③ 四肢の静脈

解答・解説編 p.32

書いてみよう！

問題 045 check ☐☐☐ 　上肢・下肢の主な静脈（皮静脈）を示した図である。それぞれの名称を書きなさい。

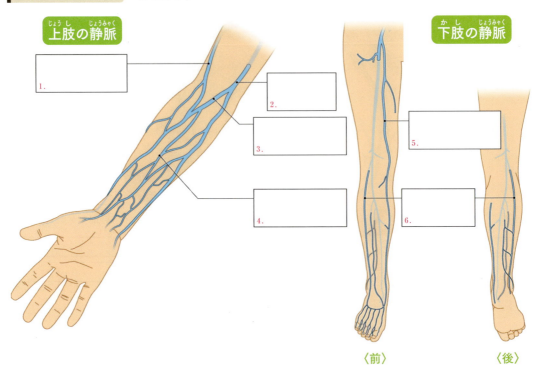

〈前〉　〈後〉

解いてみよう！

問題 046 check ☐☐☐ 　橈側皮静脈と尺側皮静脈を肘窩で連絡しているのは、（ 7.　　　　）皮静脈である。

問題 047 check ☐☐☐ 　橈側皮静脈は腋窩静脈に、尺側皮静脈は（ 8.　　　　）静脈に、それぞれ入る。

問題 048 check ☐☐☐ 　大伏在静脈は（ 9.　　　　）静脈に、小伏在静脈は膝窩静脈に、それぞれ流入する。

MEMO

54　PART 4

PART 4 循環器系
静脈系④ 胸腹部の静脈

解答・解説編 p.33

書いてみよう！

問題 049 check ☐☐☐ 胸腹部の主な静脈を示した図である。それぞれの名称を書きなさい。

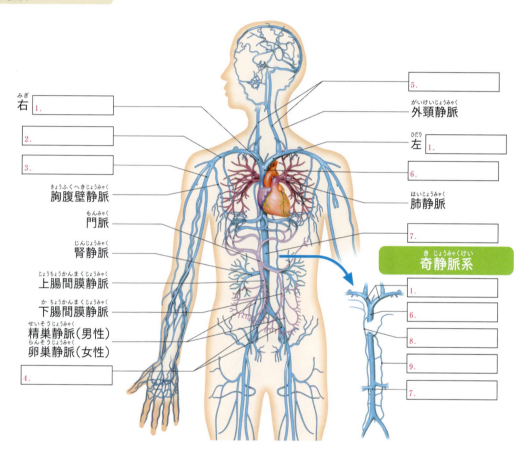

解いてみよう！

問題 050 check ☐☐☐ 左右の腕頭静脈が合流すると、(10.　　　　)となり、右心房に入る。

問題 051 check ☐☐☐ 肋間静脈、食道の静脈を集め、右側の脊柱を上行する血管のことを(11.　　　　)という。

問題 052 check ☐☐☐ 下大静脈は、第5腰椎の前で、左右の(12.　　　　)静脈が合流してできている。

問題 053 check ☐☐☐ 下大静脈は、心臓の(13.　　　　)に入る。

問題 054 check ☐☐☐ 内・外腸骨静脈が合流し、(14.　　　　)静脈となる。

循環器系 55

PART 4 循環器系 門脈系

解答・解説編 p.33

書いてみよう！

問題 055 check ☐☐☐ 門脈循環を示した図である。それぞれの名称を書きなさい。

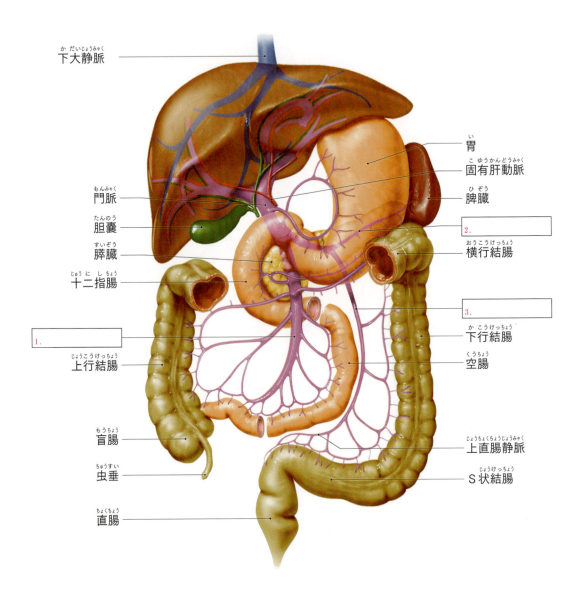

解いてみよう！

問題 056 check ☐☐☐ 門脈は、上腸間膜静脈・下腸間膜静脈・（4.　　　）静脈が合流して形成されている。

PART 4 循環器系 — 胎児循環

解答・解説編 p.34

書いてみよう！

問題 057 check ☐☐☐   胎児の血液循環を示した図である。それぞれの名称を書きなさい。

- 上大動脈
- 上大静脈
- 1.
- 右心房
- 2.
- 胎盤
- 3.
- 動脈管（4.　　　管）
- 左心房
- 左心室
- 右心室
- 静脈管（5.　　　管）
- 門脈
- 腹部大動脈
- 6.

解いてみよう！

問題 058 check ☐☐☐   胎児の肺動脈内の血液の大部分は、（7.　　　）管を通って大動脈内へ流入する。

問題 059 check ☐☐☐   臍静脈の血液の大部分は、（8.　　　）管を経て下大静脈に流入する。

問題 060 check ☐☐☐   胎児からの二酸化炭素や老廃物を運搬する静脈性の血液が流れている血管は、（9.　　　）である。

問題 061 check ☐☐☐   胎児循環で、右心房からの血液は、（10.　　　）を通って左心房に流入する。

PART 4 循環器系 リンパ系

解答・解説編 p.34

書いてみよう！

問題 062 check □□□

リンパ管の分布とリンパ系組織である脾臓の構造を示した図である。それぞれの名称を書きなさい。

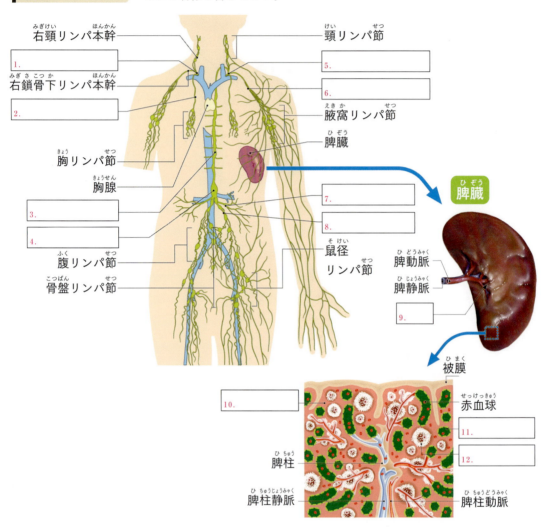

- 右頸リンパ本幹 — 1.
- 右鎖骨下リンパ本幹 — 2.
- 胸リンパ節 — 3.
- 胸腺
- 4.
- 腹リンパ節
- 骨盤リンパ節
- 頸リンパ節 — 5.
- 6.
- 腋窩リンパ節
- 脾臓
- 7.
- 8.
- 鼠径リンパ節
- 脾動脈
- 脾静脈
- 9.
- 被膜
- 10.
- 赤血球
- 11.
- 12.
- 脾柱
- 脾柱静脈
- 脾柱動脈

解いてみよう！

問題 063 check □□□
左側上半身および下半身のリンパ網を集めるリンパ管本幹のことを、(13.　　　)という。

問題 064 check □□□
右側上半身のリンパ網を集めるリンパ管本幹を、(14.　　　)という。

問題 065 check □□□
主リンパ本幹は、静脈角から(15.　　　)静脈につながる。

PART 4 循環器系 — 血圧と心音

解答・解説編 p.35

書いてみよう！

問題 066 check □□□ 心音聴取部位(しんおんちょうしゅぶい)を示した図である。それぞれの名称を書きなさい。

1. _____ 領域
2. _____ 領域
3. _____ 領域
4. _____ 領域
5. _____ 領域

解いてみよう！

問題 067 check □□□ 心音の第Ⅰ音は、(6. _____)の閉鎖音と、半月弁の開放音との混合音である。

問題 068 check □□□ 心音の第Ⅱ音は、(7. _____)弁の閉鎖音である。

問題 069 check □□□ 心音図の第Ⅰ音～Ⅱ音の間は、心室の(8. _____)期に相当する。

問題 070 check □□□ 心音図の第Ⅰ音は、心電図の(9. _____)波に一致する。

問題 071 check □□□ [最大血圧－最小血圧]＝(10. _____)で、平均値は約40mmHgである。

問題 072 check □□□ [脈圧÷3]＋最小血圧＝(11. _____)血圧で、平均値は80～110mmHgである。

問題 073 check □□□ 高血圧は、(12. _____)／90mmHg以上である。低血圧は、最大血圧が100mmHg以下をいう。

問題 074 check □□□ 原因不明の高血圧を(13. _____)高血圧といい、高血圧の約90％を占めている。

問題 075 check □□□ 上肢で脈拍が触れやすいのは、上腕動脈と(14. _____)動脈である。

循環器系 59

PART 4 循環器系 心電図

解答・解説編 p.36

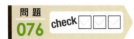

問題 076 check ☐☐☐ 正常心電図の波形を示した図である。それぞれの名称を書きなさい。

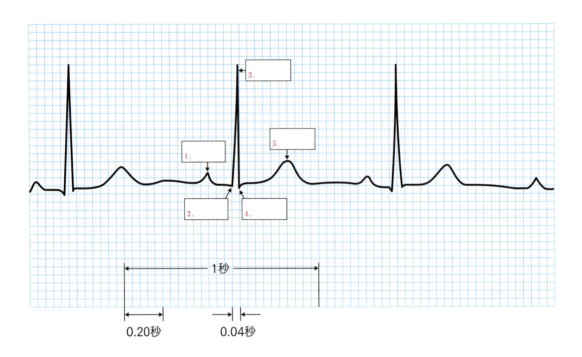

問題 077 check ☐☐☐ 代表的な不整脈波形である。それぞれの名称を書きなさい。

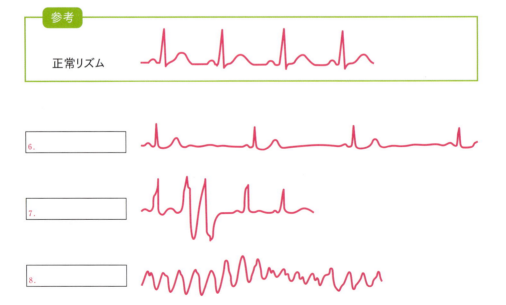

解いてみよう！

問題078 check ☐☐☐ 心臓の興奮の始まりは、ペースメーカー細胞ともいわれる（9.　　　　）である。

問題079 check ☐☐☐ 心臓の刺激伝導系は、（10.　　　　）→房室結節→ヒス束→脚→プルキンエ線維である。

問題080 check ☐☐☐ 心臓に分布する神経は、（11.　　　　）神経により支配されている。

問題081 check ☐☐☐ 心拍出量は、「1回拍出量×（12.　　　　）」で表す。

問題082 check ☐☐☐ 心筋の収縮は、「（13.　　　　）の法則」に従っている。

問題083 check ☐☐☐ 変力作用は（14.　　　　）を、変時作用は心拍数を表したものである。

問題084 check ☐☐☐ 心電図の誘導法には（15.　　　　）、単極肢誘導、単極胸部誘導がある。

問題085 check ☐☐☐ 心電図のP波は、（16.　　　　）の興奮を表す。QRS群は、心室内興奮を表す。

問題086 check ☐☐☐ 心電図のP-Q間隔（またはP-R間隔）は、（17.　　　　）時間を表す。

問題087 check ☐☐☐ 心電図のQT時間とは、（18.　　　　）の興奮から終了までの時間を表す。

問題088 check ☐☐☐ 脈拍数が100回／分以上を、（19.　　　　）脈という。

問題089 check ☐☐☐ 脈が乱れることを、（20.　　　　）という。

問題090 check ☐☐☐ 電気的除細動の適応となる不整脈は、（21.　　　　）である。

MEMO

おさえよう！　血清酵素の種類

酵素名	臓器名	基準値 （国際単位：IU/L）	異常時に疑う疾患名	
アミラーゼ	膵臓、唾液腺	40〜120	上昇	膵炎、耳下腺炎
アルカリホスファターゼ ALP（alkaline phosphatase）	肝臓、胆嚢、骨	70〜180	上昇	肝障害、胆石、骨疾患
コリンエステラーゼ ChE（cholinesterase）	肝臓	168〜470	低下	肝疾患、低栄養
クレアチンキナーゼ CK（creatine kinase） CPK（creatine phosphokinase）	心臓、筋肉、脳、肝臓、胆嚢	男性 60〜250 女性 50〜190	上昇	心筋梗塞、筋炎、筋疾患、脳梗塞
アスパラギン酸アミノトランスフェラーゼ AST（aspartate aminotransferase） ＊旧名称はGOT	肝臓、心臓、筋肉	7〜38	上昇	肝機能障害、心筋梗塞、筋炎
アラニンアミノトランスフェラーゼ ALT（alanine aminotransferase） ＊旧名称はGPT	肝臓	4〜44	上昇	肝機能障害
γ-グルタミル・トランスペプチダーゼ γ-GTP （gamma-glutamyl transpeptidase）	肝臓、胆嚢	男性 9〜40 女性 9〜35	上昇	アルコール性肝炎、薬物性肝炎、脂肪肝、肝がん、胆道がん
乳酸脱水素酵素 LDH（lactic acid dehydrogenase）	心臓、肝臓、血液、筋肉	200〜410	上昇	心筋梗塞、肝障害、溶血性貧血、白血病、筋炎

PART 5 血液・体液

循環器が運搬する、酸素やブドウ糖、あるいは代謝時に出た老廃物が溶かし込まれているのが「血液」です。血液も含め、人体の約60％は水分で構成されています。水分は、通常、細胞の内外に一定のバランスを保って存在しており、細胞と血液は、水分に溶かし込まれた栄養素と老廃物を交換し合うことで、体内の恒常性を維持しています。

- 血液
  ①血液の成分
  ②血液凝固
  ③血液型
  ④免疫
  ⑤血液のpH
- 体液
  ①体液の組成

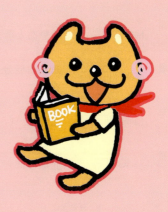

PART 5 血液・体液
血液① 血液の成分

解答・解説編 p.39

書いてみよう！

問題 001 check □□□　血液の成分を示した図である。それぞれの名称を書きなさい。

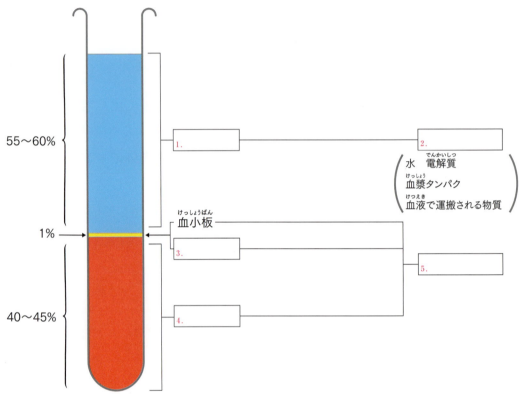

- 55～60%：1.　　　→　2.（水、電解質、血漿タンパク、血液で運搬される物質）
- 1%：血小板、3.
- 40～45%：4.
- 3・4 → 5.

解いてみよう！

問題 002 check □□□　血液の量は、体重の約（6.　　　）％で、比重は平均1.06である。

問題 003 check □□□　血液のpHは、弱（7.　　　）性である。

問題 004 check □□□　動脈血と静脈血の色調の差は、（8.　　　）の量による。

問題 005 check □□□　血液の成分は、（9.　　　）成分と、（10.　　　）成分に分かれる。

問題 006 check □□□　血球は、（11.　　　）で生成される。

問題 007 check □□□　血球のほとんどは、肝臓や（12.　　　）で破壊される。

問題 008 check ☐☐☐ 赤血球の主な機能は、(13.　　　　)運搬である。

問題 009 check ☐☐☐ 赤血球は、(14.　　　　)をもたない細胞である。

問題 010 check ☐☐☐ 赤血球の寿命は、約(15.　　　　)日である。

問題 011 check ☐☐☐ 酸素は、赤血球の中にある(16.　　　　)と結合する。

問題 012 check ☐☐☐ ヘモグロビンは、(17.　　　　)を含んだ色素とタンパク質からなる。

問題 013 check ☐☐☐ 貧血は、ヘモグロビン量と(18.　　　　)数の減少をいう。

問題 014 check ☐☐☐ 赤血球が破壊されると、ヘモグロビンは(19.　　　　)に変わる。

問題 015 check ☐☐☐ 白血球は、(20.　　　　)をもつ細胞である。

問題 016 check ☐☐☐ 白血球の種類には、顆粒球と(21.　　　　)、リンパ球がある。

問題 017 check ☐☐☐ 顆粒球には、好中球、(22.　　　　)、好塩基球がある。

問題 018 check ☐☐☐ 白血球で最も多いのは(23.　　　　)で、食菌作用が旺盛である。

問題 019 check ☐☐☐ 細胞内にヒスタミンをもち、アレルギー反応と関連する顆粒球は、(24.　　　　)球である。

問題 020 check ☐☐☐ 食菌作用と抗原提示細胞として働くのは、(25.　　　　)球である。

問題 021 check ☐☐☐ Bリンパ球は、(26.　　　　)性免疫として働く。

問題 022 check ☐☐☐ Bリンパ球は、形質細胞に転化し、(27.　　　　)を産生する。

問題 023 check ☐☐☐ Tリンパ球は、(28.　　　　)性免疫として働く。

問題 024 check ☐☐☐ 血小板は、(29.　　　　)をもたない細胞である。

問題 025 check ☐☐☐ 血小板の主な働きは、(30.　　　　)である。

血液・体液

PART 5 血液・体液
血液② 血液凝固

解答・解説編 p.42

書いてみよう！

問題 026 check ☐☐☐ 血液凝固のしくみを示した図である。それぞれの名称を書きなさい。

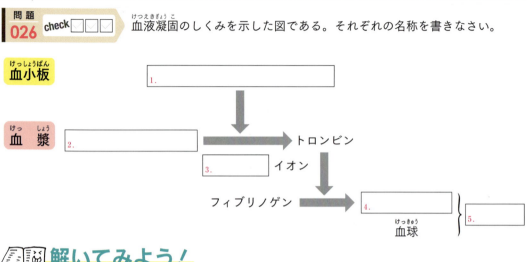

解いてみよう！

問題 027 check ☐☐☐ 血漿タンパクのうち、（6.　　　　）は、膠質浸透圧の維持に働く。

問題 028 check ☐☐☐ （7.　　　　）は、抗体に関与している血漿タンパクの1つである。

問題 029 check ☐☐☐ 血漿中に最も多い糖質は、（8.　　　　）である。

問題 030 check ☐☐☐ 血清は、血漿中の（9.　　　　）を除いた液体である。

問題 031 check ☐☐☐ 血液凝固因子には、（10.　　　　）、プロトロンビン、フィブリノゲンがある。

問題 032 check ☐☐☐ プロトロンビンは、肝臓内で、（11.　　　　）の助けによって生成される。

問題 033 check ☐☐☐ 血管内でできた血栓を溶解するのは、（12.　　　　）である。

MEMO

PART 5 血液・体液 — 血液③ 血液型

解答・解説編 p.43

書いてみよう！

問題 034 check ☐☐☐ 血液型の判定を示した図である。それぞれの血液型を書きなさい。

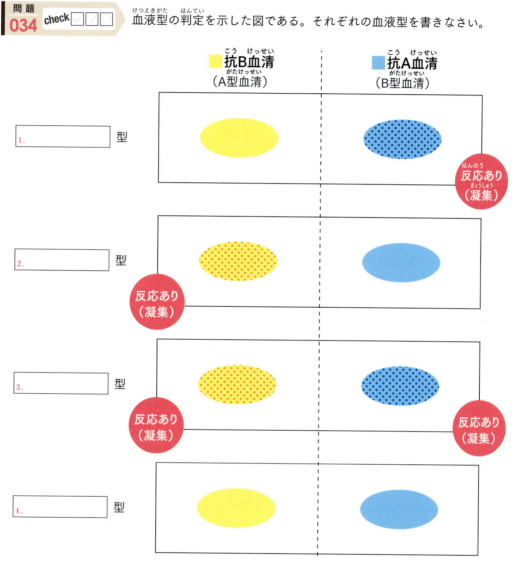

解いてみよう！

問題 035 check ☐☐☐ 血液型ABO式の抗原物質は、（5.　　　）にある。

問題 036 check ☐☐☐ すべての血液型（A、B、O、AB）が生まれる可能性のある組み合わせは、A型と（6.　　　）型である。

問題 037 check ☐☐☐ 血液型Rh式の抗原物質は、（7.　　　）にある。

PART 5 血液・体液 — 血液④ 免疫

書いてみよう！

問題 038 免疫グロブリンの主な役割を示した表である。それぞれの名称を書きなさい。

血清総タンパク
- グロブリン（約90％）
- アルブミン（60～70％）

抗体の種類	作用
1.	免疫グロブリンの10～20％を占め、唾液・涙液・腸液などに分泌され、病原体の侵入を防ぐ作用があり、母乳にも含まれている。
2.	Bリンパ球の活性に必要な抗体である。
3.	肥満細胞や好塩基球に結合し、ヒスタミンが放出され、アレルギー反応を起こす。
4.	免疫グロブリンの75％を占め、抗体は胎盤を通過し、胎児に受動免疫を与える。また、Rh血液型の抗体に関与している。新生児期から乳児期にかけての感染予防に大きな役割を果たしている（半減期は約3週間）。
5.	赤血球の抗原に反応する抗体（血液型ABO）として働く。凝集能・補体結合（細菌膜を溶解し破壊する）が強い。

解いてみよう！

問題 039 抗体には、IgG、IgM、IgE、（6.　　　）、IgAの5種類がある。

問題 040 Ⅰ型アレルギーに関与するのは、（7.　　　）抗体である。

問題 041 抗体で最も血中に多いのは、（8.　　　）抗体で、胎盤を通過し、胎児に受動免疫を与える。

問題 042 免疫には、能動免疫と（9.　　　）免疫がある。

問題 043 ワクチン接種は、（10.　　　）免疫である。

PART 5 血液・体液
血液⑤ 血液のpH

解答・解説編 p.45

書いてみよう！

問題 044 check ☐☐☐　血液pHのスペクトルを示した図である。それぞれの名称を書きなさい。

1. ＿＿＿＿＿＿　　正常　　2. ＿＿＿＿＿＿

6.8　7　　　　　7.35　　7.45　　　　　7.8

解いてみよう！

問題 045 check ☐☐☐　pHは、血液の緩衝作用、（3.　　　）性調節、腎性調節により保たれている。

問題 046 check ☐☐☐　pHが酸性になった場合をアシドーシス、アルカリ性になった場合を（4.　　　）という

問題 047 check ☐☐☐　呼吸不全で血中二酸化炭素濃度が増加すると、呼吸性（5.　　　）が起こる。

問題 048 check ☐☐☐　過呼吸症候群では二酸化炭素の排泄が増加し、血中二酸化炭素濃度が減少して呼吸性（6.　　　）が起こる。

問題 049 check ☐☐☐　腎不全などで血中重炭酸イオンが減少すると代謝性（7.　　　）が起こる。

問題 050 check ☐☐☐　激しい下痢が続くことによって血中重炭酸イオンが減少すると、代謝性（8.　　　）が起こる。

MEMO

PART 5 血液・体液
体液① 体液の組成

解答・解説編 p.46

書いてみよう！

問題 051 check □□□ 体液組成（成人）について示した図である。それぞれの名称を書きなさい。

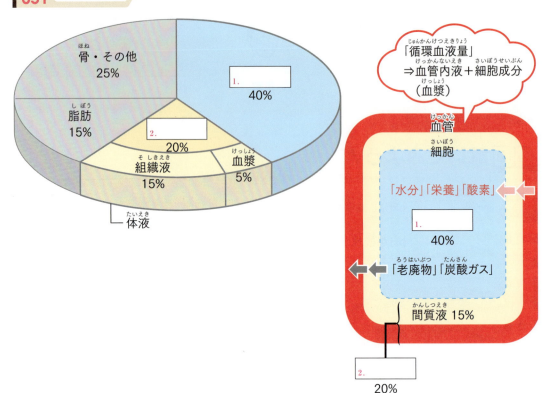

解いてみよう！

問題 052 check □□□ 成人の体液量は、約（3.　　　　）％である。

問題 053 check □□□ 体液量の細胞外液には、血漿、リンパ、（4.　　　　）などがある。

問題 054 check □□□ 水分の摂取量で最も多いのは、（5.　　　　）である。

問題 055 check □□□ 水分の排出量で最も多いのは、（6.　　　　）である。

問題 056 check □□□ 水分の摂取量より排泄量が少ないと、（7.　　　　）となる。

問題 057 check □□□ 水分の排泄量より摂取量が少ないと、（8.　　　　）となる。

PART 6

呼吸器系

細胞は、自身が活動するために必要なエネルギーを、酸素と栄養素を使って産生しています。呼吸器系は、外界から酸素を取り込んで循環のながれに乗せて細胞に届け、代わりに細胞が排出した二酸化炭素を循環から受け取って外界に排出している生命維持に重要な器官です。

- 気道
- 副鼻腔
- 肺
- 胸腔
- ガス交換
- 肺気量
- 呼吸調節
- 呼吸運動

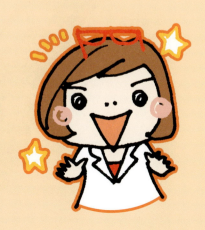

PART 6 呼吸器系 気道

解答・解説編 p.47

書いてみよう！

問題 001 check ☐☐☐ 呼吸器の全景を示した図である。それぞれの名称を書きなさい。

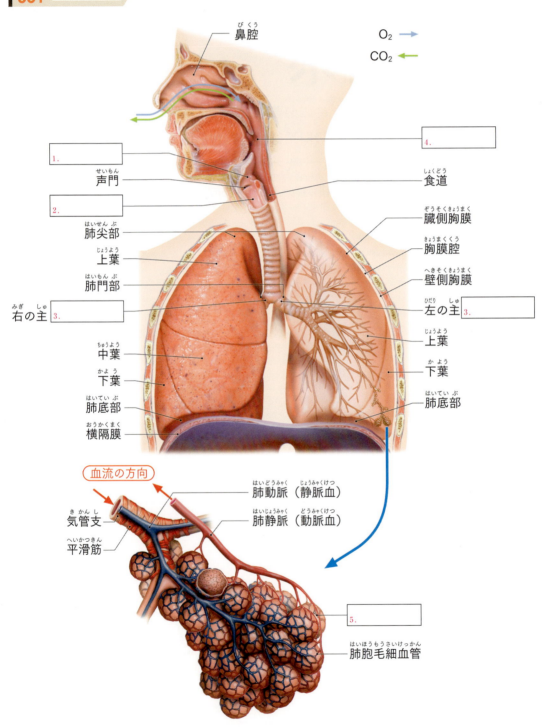

解いてみよう！

問題 002 check ☐☐☐ 気道は、鼻腔→(6.　　　　　)→喉頭→気管・気管支→肺に達する。

問題 003 check ☐☐☐ 上気道は、鼻腔から(7.　　　　　)までをいう。

問題 004 check ☐☐☐ 喉頭には、上下2対の前庭ヒダと(8.　　　　　)がある。

問題 005 check ☐☐☐ 喉頭軟骨には、(9.　　　　　)軟骨、喉頭蓋軟骨、輪状軟骨、披裂軟骨の4種がある。

問題 006 check ☐☐☐ 気管は、第4〜5(10.　　　　　)の高さで左右に分かれる。

問題 007 check ☐☐☐ 右の気管支は、(11.　　　　　)本、左は2本に分岐する。

問題 008 check ☐☐☐ 右の気管支は左より急峻で、太く、(12.　　　　　)い。

問題 009 check ☐☐☐ 気管は、食道の(13.　　　　　)方にある。

問題 010 check ☐☐☐ 気管壁には、気管(14.　　　　　)が存在する。

問題 011 check ☐☐☐ 気道の機能には、加温作用、加湿作用、(15.　　　　　)機能などがある。

MEMO

PART 6 呼吸器系

副鼻腔

解答・解説編 p.48

 書いてみよう！

問題 012 check ☐☐☐ 副鼻腔を示した図である。それぞれの名称を書きなさい。

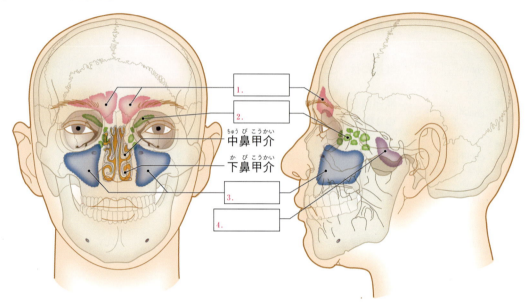

 解いてみよう！

問題 013 check ☐☐☐ 副鼻腔は篩骨洞、(5.　　　)、前頭洞、蝶形骨洞の4種がある。

MEMO

74　PART 6

PART 6 呼吸器系 肺

書いてみよう！

問題 014 check ☐☐☐ 肺の全景を示した図である。それぞれの名称を書きなさい。

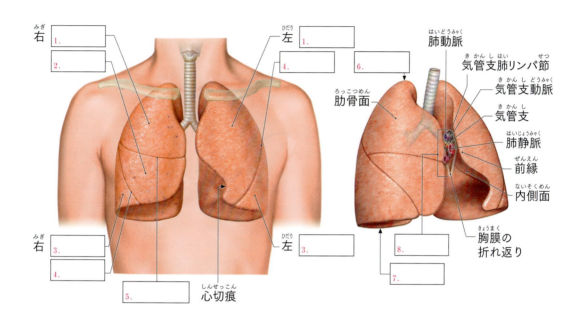

解いてみよう！

問題 015 check ☐☐☐ 肺の先端を（9.　　　　）といい、鎖骨の上に突き出している。

問題 016 check ☐☐☐ 肺の下の広くなった部分を、（10.　　　　）という。

問題 017 check ☐☐☐ 肺の中央部には、気管支・肺動静脈などが出入りしている（11.　　　　）がある。

問題 018 check ☐☐☐ 肺は、右が（12.　　　　）葉、左は2葉から成り立っている。

問題 019 check ☐☐☐ 肺の基本構造は、（13.　　　　）である。

問題 020 check ☐☐☐ 肺の栄養血管は、（14.　　　　）動脈である。

問題 021 check ☐☐☐ 肺は、（15.　　　　）膜におおわれている。

PART 6 呼吸器系 胸腔

解答・解説編 p.49

書いてみよう！

問題 022 check ☐☐☐ 胸腔内部について示した図である。それぞれの名称を書きなさい。

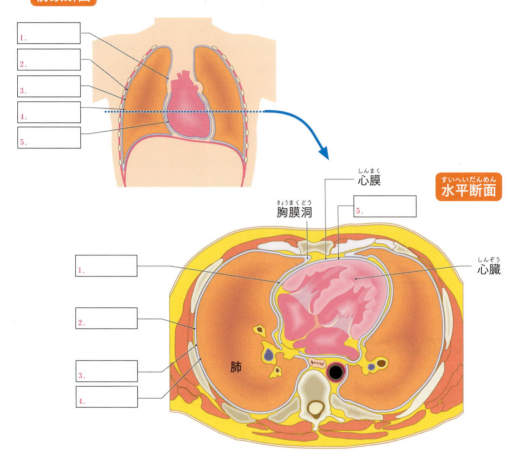

前頭断面
1.
2.
3.
4.
5.

水平断面
心膜
胸膜洞
心臓
肺
1.
2.
3.
4.
5.

解いてみよう！

問題 023 check ☐☐☐ 胸腔は、胸骨、(6.　　　　)、胸椎に囲まれた胸郭内部である。

問題 024 check ☐☐☐ 胸腔の中央部で、左右の肺に挟まれた空間を(7.　　　　)と呼んでいる。

問題 025 check ☐☐☐ 胸腔内は、常に(8.　　　　)圧に保たれている。

PART 6 呼吸器系 ガス交換

解答・解説編 p.50

✎ 書いてみよう！

問題 026 check ☐☐☐ 呼吸のしくみを示した図である。それぞれの名称を書きなさい。

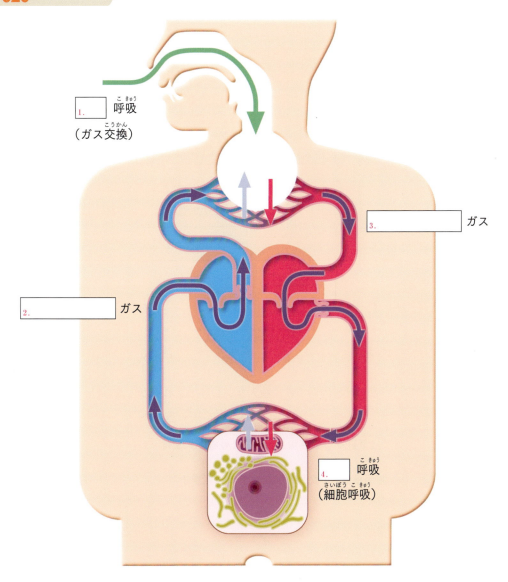

1. ____ 呼吸（ガス交換）
2. ____ ガス
3. ____ ガス
4. ____ 呼吸（細胞呼吸）

📖 解いてみよう！

問題 027 check ☐☐☐ 外呼吸は、（5. ____ ）と毛細血管のガス交換をいう。

問題 028 check ☐☐☐ 内呼吸は、（6. ____ ）と毛細血管のガス交換をいう。

PART 6 呼吸器系 — 肺気量

書いてみよう！

問題 029 check ☐☐☐ 肺気量を示した図である。それぞれの名称を書きなさい。

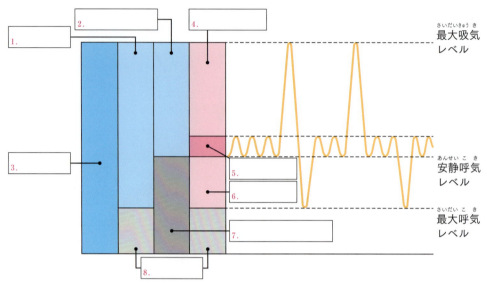

1. ___ 2. ___ 3. ___ 4. ___ 5. ___ 6. ___ 7. ___ 8. ___

最大吸気レベル / 安静呼気レベル / 最大呼気レベル

解いてみよう！

問題 030 check ☐☐☐ 肺気量の測定方法を、(9. ___) という。

問題 031 check ☐☐☐ 1回の呼吸周期ごとに吸入ないし呼出されるガス量を (10. ___) という。

問題 032 check ☐☐☐ 「残気量＋予備呼気量」から求めるガス量は、(11. ___) である。

問題 033 check ☐☐☐ 肺活量は、「予備吸気量＋予備呼気量＋(12. ___)」により求められる。

問題 034 check ☐☐☐ 男性の肺活量の基準値は、(13. ___) mL程度である。

問題 035 check ☐☐☐ 1秒率から、(14. ___) の状態がわかる。

問題 036 check ☐☐☐ 肺活量と1秒率から、拘束性換気障害か (15. ___) 換気障害かがわかる。

問題 037 check ☐☐☐ ガス交換には使われない空気を、(16. ___) という。

問題 038 check ☐☐☐ ヘモグロビンと酸素の結合・解離を示したグラフを (17. ___) という。

PART 6 呼吸器系 — 呼吸調節

解答・解説編 p.52

書いてみよう！

問題 039 check □□□　呼吸調節のしくみを示した図である。それぞれの名称を書きなさい。

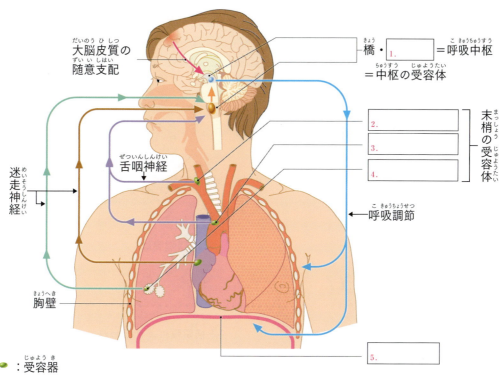

橋・[1.]＝呼吸中枢　＝中枢の受容体

[2.]
[3.]
[4.]
} 末梢の受容体

← 呼吸調節

[5.]

● ：受容器
← ：頸動脈反射・大動脈弓反射　← ：ベインブリッジ反射　← ：ヘーリング・ブロイエル反射

解いてみよう！

問題 040 check □□□　呼吸中枢は、（6.　　　）にある。

問題 041 check □□□　持続性呼吸調節中枢は、（7.　　　）にある。

問題 042 check □□□　呼吸中枢にある化学受容体は、（8.　　　）分圧の変化に敏感である。

問題 043 check □□□　末梢にある化学受容体は、（9.　　　）分圧の変化に敏感である。

問題 044 check □□□　末梢にある化学受容器は、頸動脈小体と（10.　　　）小体である。

呼吸器系　79

PART 6 呼吸器系 — 呼吸運動

解答・解説編 p.53

書いてみよう！

問題 045 check ☐☐☐　呼吸運動のしくみを示した図である。それぞれの名称を書きなさい。

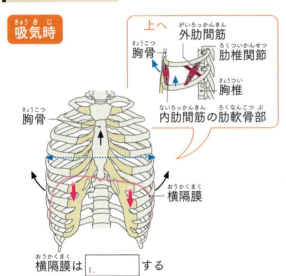

吸気時

横隔膜は 1.____ する

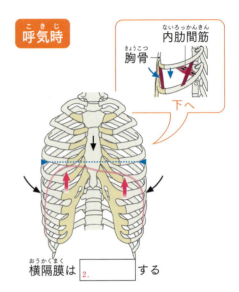

呼気時

横隔膜は 2.____ する

解いてみよう！

問題 046 check ☐☐☐　呼吸運動は、(3.____)と横隔膜により行われている。

問題 047 check ☐☐☐　呼吸型には、胸式呼吸と(4.____)呼吸がある。

問題 048 check ☐☐☐　正常時の成人の呼吸数は、(5.____)回/分くらいである。

問題 049 check ☐☐☐　病的呼吸で、呼吸頻度が増し、深さは不変な呼吸を、(6.____)という。

問題 050 check ☐☐☐　病的呼吸で、呼吸頻度と深さが低下している呼吸を、(7.____)という。

問題 051 check ☐☐☐　病的呼吸で、無呼吸から徐々に深い呼吸になり、再び無呼吸となることを繰り返す呼吸型を(8.____)という。

問題 052 check ☐☐☐　下図は、病的呼吸曲線を示したものである。それぞれの呼吸型を書きなさい。

9.____ 呼吸　　10.____ 呼吸　　11.____ 呼吸

PART 7

消化器系・代謝

食物から摂取した栄養は、消化器系で細かく分解された後、血液や体液に取り込まれて全身の細胞に送られます。細胞が、これらの栄養素と酸素を使ってエネルギーを産生する過程が代謝です。

- 消化器のしくみ
- 腹膜器官
- 消化管
  - ①口腔
  - ②胃
  - ③小腸
  - ④大腸
- 消化酵素
- 排便
- 肝・胆・膵
  - ①肝臓
  - ②膵臓
- 栄養
  - ①糖質・脂質・タンパク質
  - ②ビタミン

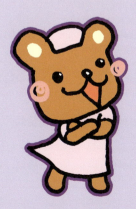

PART 7 消化器系・代謝 — 消化器のしくみ

解答・解説編 p.54

書いてみよう！

問題 001 check ☐☐☐ 消化器系の全景を示した図である。それぞれの名称を書きなさい。

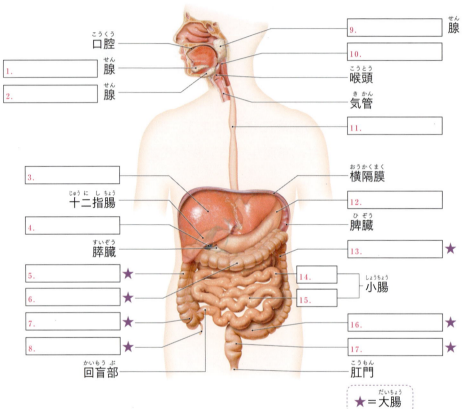

口腔
1. 腺
2. 腺
3.
十二指腸
4.
膵臓
5. ★
6. ★
7. ★
8. ★
回盲部
9. 腺
10.
喉頭
気管
11.
横隔膜
12.
脾臓
13. ★
14.
小腸
15.
16. ★
17. ★
肛門

★＝大腸

解いてみよう！

問題 002 check ☐☐☐ 消化管は、(18.　　　　)から始まる。

問題 003 check ☐☐☐ 食道は、機能的に(19.　　　　)つの狭窄部がある。

問題 004 check ☐☐☐ 小腸の始まりは十二指腸で、(20.　　　　)、回腸と続く。

問題 005 check ☐☐☐ 大腸の始まりは(21.　　　　)で、結腸、直腸と続く。

問題 006 check ☐☐☐ 結腸は、上行結腸→横行結腸→下行結腸→(22.　　　　)結腸と続く。

問題 007 check ☐☐☐ 直腸は、(23.　　　　)に続く。

PART 7 消化器系・代謝 腹膜器官

解答・解説編 p.55

書いてみよう！

問題 008 check ☐☐☐ 女性腹部の正中断面を示した図である。それぞれの名称を書きなさい。

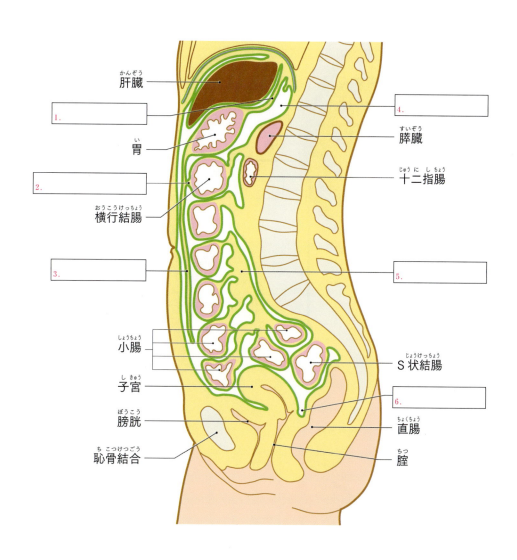

解いてみよう！

問題 009 check ☐☐☐ 十二指腸、腎臓、膵臓は、腹膜の外に位置する（7. ）器官である。

PART 7 消化器系・代謝 — 消化管① 口腔

解答・解説編 p.55

書いてみよう！

問題 010 check ☐☐☐ 口腔と舌、歯を示した図である。それぞれの名称を書きなさい。

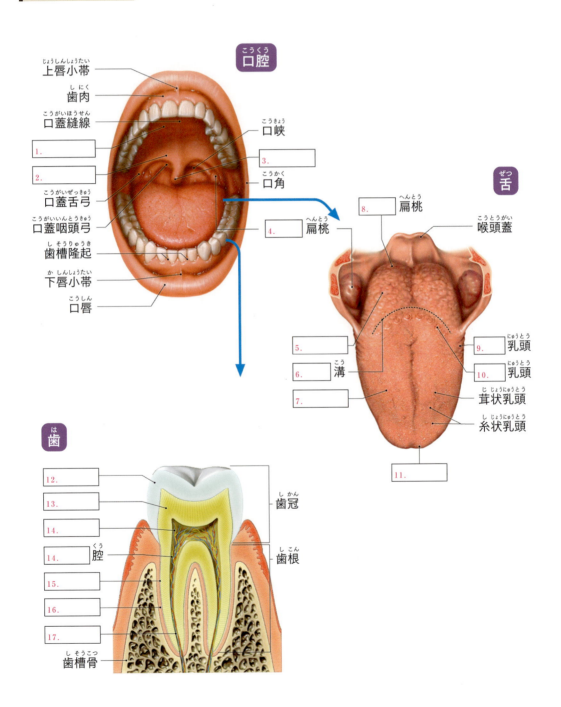

解いてみよう！

問題011 ワルダイエル咽頭輪は、口蓋扁桃、(18.)扁桃、舌扁桃、耳管扁桃からなる。

問題012 味蕾をもつ乳頭に、茸状乳頭、(19.)乳頭、有郭乳頭がある。

問題013 大唾液腺には、耳下腺、顎下腺、(20.)腺がある。

問題014 唾液には、デンプン分解酵素である唾液(21.)がある。

問題015 溶菌酵素で、口腔内を殺菌する作用がある酵素は、(22.)である。

問題016 唾液に含まれている免疫グロブリンは、(23.)である。

問題017 唾液の分泌を調節する神経は、(24.)神経である。

問題018 乳歯は、2歳までには、上下(25.)本ずつ生えそろう。

問題019 永久歯は、すべて生えそろうと(26.)本になる。

MEMO

PART 7 消化器系・代謝 — 消化管② 胃

解答・解説編 p.57

書いてみよう！

問題 020 check □□□　胃の各部と筋層を示した図である。それぞれの名称を書きなさい。

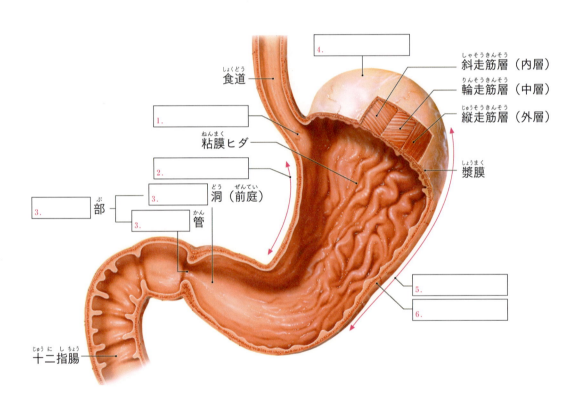

解いてみよう！

問題 021 check □□□　消化管壁は、原則として(7.　　　)層からなる。その内層は粘膜で、消化液、粘液を分泌する腺がある。

問題 022 check □□□　口腔の消化運動で、食物をかみ砕く運動を、(8.　　　)運動という。

問題 023 check □□□　かみ砕いた食物を飲み込む運動を、(9.　　　)運動という。

問題 024 check □□□　食塊は、(10.　　　)運動によって食道内を移送される。

問題 025 胃の入口を($_{11.}$　　　　　)、出口を幽門という。

問題 026 胃の小彎と大彎は、胃に分布する($_{12.}$　　　　　　)の通路となっている。

問題 027 幽門括約筋は平滑筋であり、($_{13.}$　　　　　)の仲間である。

問題 028 胃腺には噴門腺、胃底腺、($_{14.}$　　　　　)がある。

問題 029 胃底腺の主細胞から、($_{15.}$　　　　　)が分泌される。

問題 030 胃液の($_{16.}$　　　　　)は、タンパク質をポリペプチドに分解する消化酵素である。

問題 031 胃底腺の壁細胞から分泌される($_{17.}$　　　　　)は、殺菌作用をもっている。

問題 032 各胃腺から分泌される($_{18.}$　　　　　)は、胃の粘膜を保護する作用がある。

問題 033 胃のなかで生息し、胃炎や十二指腸潰瘍などの原因とされる菌を($_{19.}$　　　　　)という。

問題 034 胃は、($_{20.}$　　　　　)運動により、食塊を小腸に移送する。

問題 035 胃の消化運動や胃液の分泌は、($_{21.}$　　　　　)神経により促進する。

問題 036 胃で吸収される物質に、炭酸水と($_{22.}$　　　　　)がある。

MEMO

PART 7 消化器系・代謝 消化管③ 小腸

解答・解説編 p.59

書いてみよう！

問題 037 check ☐☐☐ 小腸壁の構造を示した図である。それぞれの名称を書きなさい。

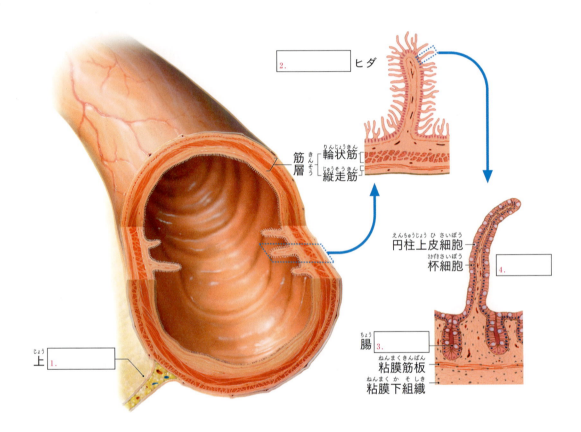

2. [　　　]ヒダ
筋層 — 輪状筋／縦走筋
円柱上皮細胞
杯細胞
4. [　　　]
腸 3. [　　　]
粘膜筋板
粘膜下組織
上 1. [　　　]

解いてみよう！

問題 038 check ☐☐☐ 小腸の運動には、蠕動運動、分節運動、(5.　　　)運動がある。

問題 039 check ☐☐☐ 小腸で吸収された脂肪の大部分は、毛細(6.　　　)に入る。

問題 040 check ☐☐☐ 総胆管が膵管と合流し、小腸の(7.　　　)に開口する。

問題 041 check ☐☐☐ 腸腺には、十二指腸腺(8.　　　)と、腸腺(9.　　　)がある。

問題 042 check ☐☐☐ 小腸壁にある(10.　　　)は、粘膜の表面積を広くし、吸収の能率を高めている。

PART 7 消化器系・代謝 — 消化管④ 大腸

解答・解説編 p.60

書いてみよう！

問題 043 check ☐☐☐ 大腸回盲部、横行結腸、直腸と肛門を示した図である。それぞれの名称を書きなさい。

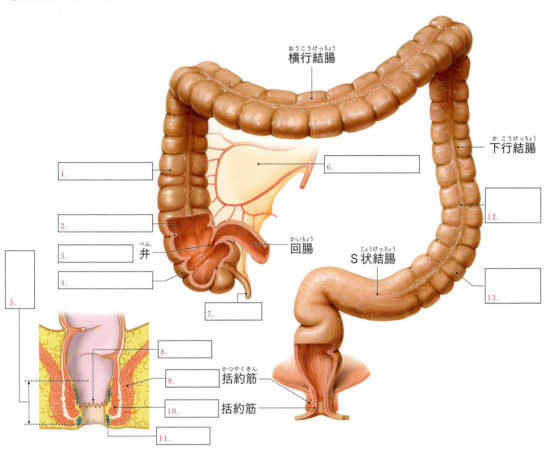

解いてみよう！

問題 044 check ☐☐☐ マックバーネ点は、大腸の（14.　　　）の位置に相当する部位を示す。

問題 045 check ☐☐☐ 結腸には、3本の（15.　　　）ヒモがある。

問題 046 check ☐☐☐ 大腸壁の粘膜には、（16.　　　）ヒダも腸絨毛もなく、腸腺だけがある。

問題 047 check ☐☐☐ 大腸の消化運動は、主に分節運動と（17.　　　）運動である。

問題 048 check ☐☐☐ 大腸は、腸内容物の水分を吸収して、（18.　　　）をつくる。

PART 7 消化器系・代謝 — 消化酵素

解答・解説編 p.61

書いてみよう！

問題 049 check ☐☐☐ 消化液の主な酵素を示した表である。それぞれの名称を書きなさい。

	唾液	胃液	膵液	腸液
1日の分泌量	1,000〜1,500mL	1,000〜3,000mL	500〜2,000mL	1,500〜3,000mL
糖質を分解	1. ●デンプン →デキストリン →マルトース		3. ●デンプン →マルトース	6. ●マルトース →グルコース 7. ●スクロース →グルコース＋フルクトース 8. ●ラクトース →グルコース＋ガラクトース
タンパク質を分解		2. ●タンパク質 →ペプトン →ポリペプチド	4. と キモトリプシン ●タンパク質 →ポリペプチド →ジペプチド →アミノ酸	9. ●ポリペプチド →ジペプチド →アミノ酸
脂肪を分解			5. ●脂肪→ 脂肪酸＋モノグリセリド	

解いてみよう！

問題 050 check ☐☐☐ 腸液に含まれるタンパク分解酵素は、（10.　　　）である。

問題 051 check ☐☐☐ 腸液に含まれる脂肪分解酵素は、（11.　　　）である。

問題 052 check ☐☐☐ 腸液に含まれる麦芽糖分解酵素は、（12.　　　）である。

PART 7 消化器系・代謝 排便

解答・解説編 p.62

書いてみよう！

問題 053 check ☐☐☐ 排便反射を示した図である。それぞれの名称を書きなさい。

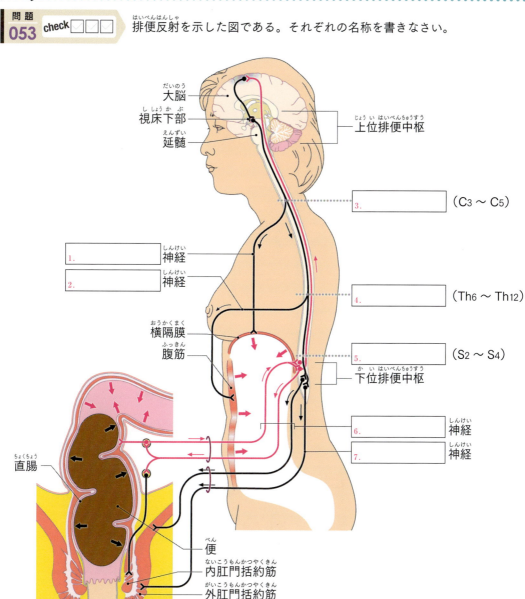

解いてみよう！

問題 054 check ☐☐☐ 排便の下位中枢は、（8.　　　）・仙髄にある。

問題 055 check ☐☐☐ 排便を中止するときは、（9.　　　）神経が関与している。

消化器系・代謝　91

PART 7 消化器系・代謝

肝・胆・膵① 肝臓

解答・解説編 p.62

書いてみよう！

問題 056 check ☐☐☐ 肝臓の前上面と下面を示した図である。それぞれの名称を書きなさい。

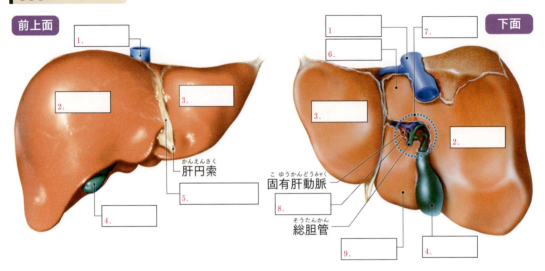

前上面 / 下面
肝円索 / 固有肝動脈 / 総胆管

解いてみよう！

問題 057 check ☐☐☐ 肝臓は、(10.　　　　　)という単位からできている。

問題 058 check ☐☐☐ 肝動脈、門脈、肝管、リンパ管が出入りする部分を(11.　　　　　)という。

問題 059 check ☐☐☐ 肝臓は、右葉、左葉、方形葉、(12.　　　　　)の4葉に区分される。

問題 060 check ☐☐☐ 肝臓の4葉のうち、最も大きいのは(13.　　　　　)である。

問題 061 check ☐☐☐ 消化器系の静脈は、(14.　　　　　)を介して肝臓に流入する。

問題 062 check ☐☐☐ 肝臓には、血液中の有害物を分解無毒化する(15.　　　　　)作用がある。

問題 063 check ☐☐☐ 肝臓は、血球を分解したり、血液を(16.　　　　　)する作用がある。

問題 064 check ☐☐☐ 肝臓は、フィブリノゲンや(17.　　　　　)などの血液凝固因子を生成する。

問題 065 check ☐☐☐ 肝臓でつくられた(18.　　　　　)は、胆嚢に貯蔵される。

PART 7 消化器系・代謝
肝・胆・膵② 膵臓

解答・解説編 p.63

書いてみよう！

問題 066 check □□□
胆汁と膵液の通路と十二指腸を示した図である。それぞれの名称を書きなさい。

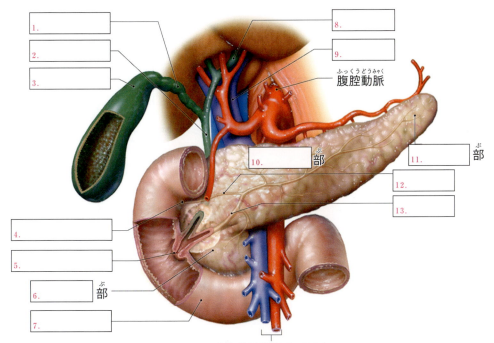

解いてみよう！

問題 067 check □□□
膵臓は、胃の（14.　　　）面に接している。

問題 068 check □□□
膵臓の、膵頭は十二指腸に、膵尾は（15.　　　）に接している。

問題 069 check □□□
膵臓には、膵液を分泌する外分泌腺と、ホルモンを分泌する（16.　　　）島が散在する。

問題 070 check □□□
膵管は、（17.　　　）に開口する。

問題 071 check □□□
膵液から分泌され、タンパク質を分解する消化酵素は、キモトリプシンと（18.　　　）である。

問題 072 check □□□
膵液から分泌され、デンプンを麦芽糖に分解する消化酵素は、（19.　　　）である。

問題 073 check □□□
膵液から分泌され、脂肪を分解する消化酵素は、膵リパーゼまたは（20.　　　）である。

PART 7 消化器系・代謝

栄養① 糖質・脂質・タンパク質

解答・解説編 p.64

書いてみよう！

問題 074 check ☐☐☐ 栄養素の代謝について示した図である。それぞれの名称を書きなさい。

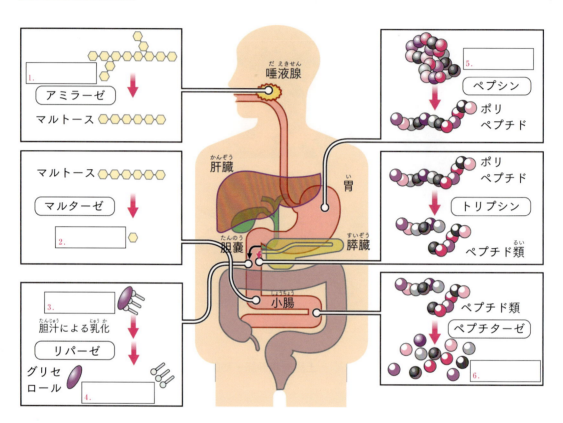

解いてみよう！

問題 075 check ☐☐☐ グルコースやフルクトースは、(7.　　　)糖類である。

問題 076 check ☐☐☐ 麦芽糖やショ糖などは、(8.　　　)糖類である。

問題 077 check ☐☐☐ デンプンやグリコーゲンは、(9.　　　)糖類である。

問題 078 check ☐☐☐ 脂質のエネルギー量は、糖質やタンパク質に比べ、約(10.　　　)倍ある。

問題 079 check ☐☐☐ 中性脂肪は、(11.　　　)とモノグリセリドが、3：1でエステル結合したものである。

問題 080 check □□□ タンパク質は、熱や酸などにより（12.　　　）しやすい。

問題 081 check □□□ アミノ酸は、（13.　　　）基とカルボキシル基をもつ両性電解質である。

問題 082 check □□□ 小児の必須アミノ酸は、（14.　　　）種類ある。

問題 083 check □□□ 解糖は、ブドウ糖を乳酸にする過程で、（15.　　　）内で行われる。

問題 084 check □□□ TCA回路は、（16.　　　）内で行われ、高エネルギーを生成する。

問題 085 check □□□ アミノ酸や脂肪酸から糖ができる過程を、（17.　　　）という。

問題 086 check □□□ 血中のAST（GOT）、ALT（GPT）などは、（18.　　　）酵素である。

問題 087 check □□□ 神経伝達物質であるドパミン、アドレナリンは、（19.　　　）からできる。

問題 088 check □□□ アンモニアは、肝臓の（20.　　　）回路により、無毒化される。

問題 089 check □□□ コレステロールは、（21.　　　）臓で生成される。

問題 090 check □□□ 高比重リポタンパク（HDL）は、末梢血管のコレステロールを、（22.　　　）臓に運搬する役割がある。

問題 091 check □□□ プロスタグランジンは、必須脂肪酸の（23.　　　）酸から合成される。

問題 092 check □□□ プリン塩基は、分解されると（24.　　　）となる。

問題 093 check □□□ ピリミジン塩基には、チミン、シトシンそして（25.　　　）がある。

MEMO

PART 7 消化器系・代謝 栄養② ビタミン

解答・解説編 p.67

書いてみよう！

問題 094 check □□□

ビタミンの種類について示した表である。それぞれの名称を書きなさい。

■ 1.   溶性ビタミン　■ 2.   溶性ビタミン

ビタミンの種類	欠乏症状	多く含む食品
ビタミンA	10. 症、角膜乾燥、毛嚢角化症、粘膜上皮異常角化	レバー・ウナギ・魚肝油など
ビタミン 3.	末梢神経障害（脚気）、中枢神経障害（ウェルニッケ脳症）	米ぬか・小麦胚芽・豚肉など
ビタミン 4.	口角炎、口内炎、脂漏性湿疹	牛乳・肉類・乾燥酵母・レバー・卵など
ビタミン 5.	皮膚炎・痙攣	（腸内細菌により供給される）
ニコチン酸	11. （皮膚炎・下痢・神経症状）	米ぬか・カツオ・シイタケ・レバー・葉菜類など
葉酸	巨赤芽球性貧血、神経障害	
ビタミン 6.	悪性貧血、巨赤芽球性貧血	
ビタミン 7.	壊血病	新鮮野菜・果物・レバーなど
ビタミンD	12. 病（小児）、骨軟化症（成人）	レバー・卵黄・魚油・バターなど
ビタミン 8.	神経障害、筋肉障害	植物油・アーモンド・牛乳など
ビタミン 9.	出血傾向、血液凝固遅延	トマト・納豆・海草など

解いてみよう！

問題 095 check □□□
ビタミンAが欠乏すると、（13.　　　　）となる。

問題 096 check □□□
脚気やウェルニッケ脳症などは、ビタミン（14.　　　　）の欠乏による。

問題 097 check □□□
口角炎や口唇炎はビタミン（15.　　　）の欠乏、皮膚炎はビタミン（16.　　　）の欠乏、悪性貧血はビタミン（17.　　　）の欠乏による。

問題 098 check □□□
ナイアシンの欠乏により、（18.　　　　）となる。

問題 099 check □□□
血管コラーゲンの構成成分となっているのは、ビタミン（19.　　　　）である。

問題 100 check □□□
ビタミンDが欠乏すると、（20.　　　　）となる。

問題 101 check □□□
血液凝固因子の生成に関与しているのは、ビタミン（21.　　　　）である。

問題 102 check □□□
抗酸化作用があるのは、ビタミン（22.　　　　）である。

問題 103 check □□□
ビタミンB群、ビタミンC、葉酸、ナイアシン、パントテン酸は（23.　　　　）ビタミンである。一方、ビタミンK、ビタミンA、ビタミンD、ビタミンEは（24.　　　　）ビタミンである。

PART 8

泌尿器系・生殖器系

循環にのって集められた老廃物などを、尿として排泄することで、体液量や物質の濃度を一定に保っているのが泌尿器系です。
生殖器系は、生殖（次世代の個体を生み出す機能）を担う器官のことで、男性と女性では、構造と機能が大きく異なります。

- 泌尿器系
  ①尿のながれ
  ②腎
  ③排尿のしくみ
- 生殖器系
  ①男性生殖器
  ②女性生殖器
  ③性ホルモン

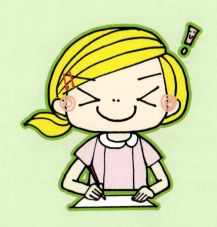

PART 8 泌尿器系①
泌尿器系 生殖器系
尿のながれ

解答・解説編 p.69

書いてみよう！

問題 001 check ☐☐☐ 泌尿器系の全景を示した図である。それぞれの名称を書きなさい。

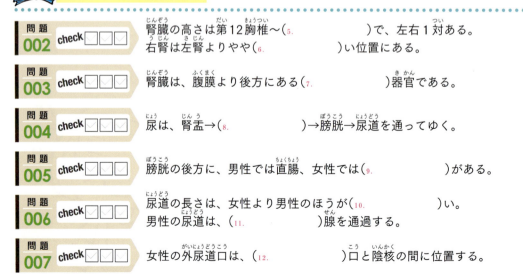

- 1.
- 下大静脈
- 腹大動脈
- 総腸骨動脈
- 総腸骨静脈
- 内腸骨動脈
- 腎動脈
- 腎静脈
- 2.
- 3.
- 直腸
- 4.

解いてみよう！

問題 002 check ☐☐☐ 腎臓の高さは第12胸椎〜（5.　　　）で、左右1対ある。
右腎は左腎よりやや（6.　　　）い位置にある。

問題 003 check ☐☐☐ 腎臓は、腹膜より後方にある（7.　　　）器官である。

問題 004 check ☐☐☐ 尿は、腎盂→（8.　　　）→膀胱→尿道を通ってゆく。

問題 005 check ☐☐☐ 膀胱の後方に、男性では直腸、女性では（9.　　　）がある。

問題 006 check ☐☐☐ 尿道の長さは、女性より男性のほうが（10.　　　）い。
男性の尿道は、（11.　　　）腺を通過する。

問題 007 check ☐☐☐ 女性の外尿道口は、（12.　　　）口と陰核の間に位置する。

PART8 泌尿器系・生殖器系

泌尿器系② 腎

解答・解説編 p.70

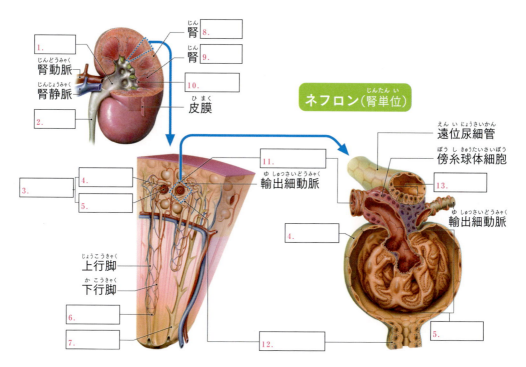

書いてみよう！

問題008 check ☐☐☐ 腎臓の構造を示した図である。それぞれの名称を書きなさい。

解いてみよう！

問題009 check ☐☐☐
腎臓の内側のくぼんだ部分を（14.　　　）という。
腎盂（腎盤）には、3～4個の（15.　　　）がある。

問題010 check ☐☐☐
ネフロンは、腎小体と、それに続く（16.　　　）からなる。
腎小体は、（17.　　　）とボウマン嚢からなる。

問題011 check ☐☐☐
尿細管は近位尿細管、（18.　　　）ループ、遠位尿細管、集合管に区分されている。

問題012 check ☐☐☐
尿細管で再吸収されるのは、（19.　　　）やほとんどの（20.　　　）、（21.　　　）、（22.　　　）である。

問題013 check ☐☐☐
糸球体では血液成分のうち、（23.　　　）のみが、ろ過される。
糸球体でろ過されない物質に、（24.　　　）やタンパク質などがある。

問題014 check ☐☐☐
糸球体ろ過量（GFR）の基準値は、約（25.　　　）mL／分である。

問題015 check ☐☐☐
ブドウ糖やアミノ酸のほとんどは、（26.　　　）尿細管で再吸収される。

PART 8 泌尿器系・生殖器系
泌尿器系③ 排尿のしくみ

解答・解説編 p.71

書いてみよう！

問題 016 check ☐☐☐　排尿反射を示した図である。それぞれの名称を書きなさい。

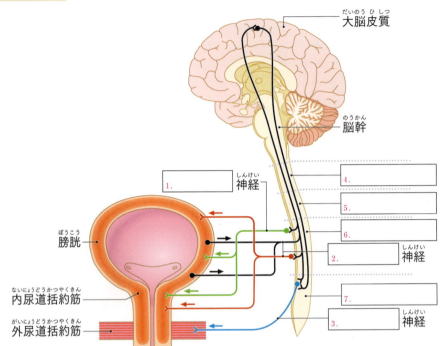

解いてみよう！

問題 017 check ☐☐☐　尿量に関与するホルモンには、（8.　　　）、アルドステロンがある。

問題 018 check ☐☐☐　血圧が低下すると、腎臓から（9.　　　）が分泌される。

問題 019 check ☐☐☐　酸素の供給が低下すると、（10.　　　）が分泌され、赤血球の生成を促進する。

問題 020 check ☐☐☐　尿のpHは、弱（11.　　　）性である。

問題 021 check ☐☐☐　排尿の下位中枢は、腰髄・（12.　　　）にある。

問題 022 check ☐☐☐　排尿に関与する神経には、（13.　　　）神経と陰部神経がある。

問題 023 check ☐☐☐　尿が出ない状態を（14.　　　）、尿量50〜100mL/日以下を（15.　　　）、尿量400mL/日以下を乏尿、排尿回数の増加を（16.　　　）という。

PART 8 泌尿器系・生殖器系
生殖器系① 男性生殖器

解答・解説編 p.72

書いてみよう！

問題 024 check □□□　男性の骨盤内臓と生殖器を示した図である。それぞれの名称を書きなさい。

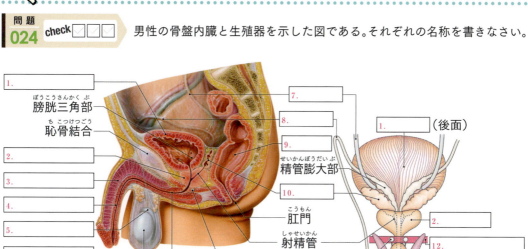

解いてみよう！

問題 025 check □□□　精巣は、（13.　　　）とも呼ばれている。

問題 026 check □□□　男性ホルモンは、（14.　　　）細胞で分泌される。

問題 027 check □□□　精子は、（15.　　　）でつくられる。
精子は、精巣上体→精管→（16.　　　）管→尿道を通る。

問題 028 check □□□　（17.　　　）細胞は、精子形成を促進する細胞の1つである。

問題 029 check □□□　男性の付属生殖腺に、精嚢、前立腺、（18.　　　）がある。

問題 030 check □□□　前立腺は、（19.　　　）性の液体を分泌する。

問題 031 check □□□　男性の外陰部には、（20.　　　）と陰嚢がある。

PART 8 泌尿器系 生殖器系

生殖器系② 女性生殖器

解答・解説編 p.73

書いてみよう！

問題 032 check □□□　女性の生殖器と外陰部を示した図である。それぞれの名称を書きなさい。

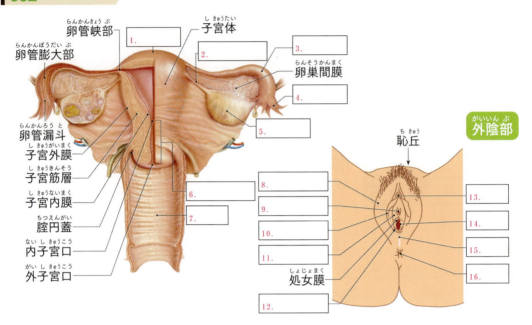

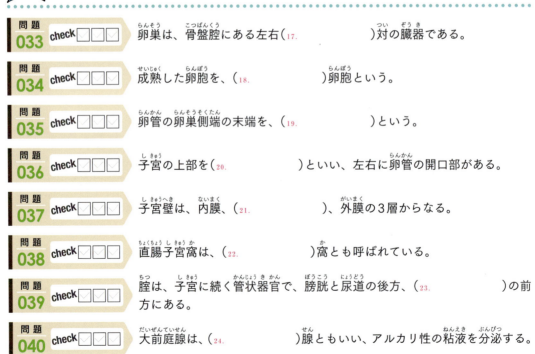
解いてみよう！

問題 033 check □□□　卵巣は、骨盤腔にある左右（17.　　）対の臓器である。

問題 034 check □□□　成熟した卵胞を、（18.　　）卵胞という。

問題 035 check □□□　卵管の卵巣側端の末端を、（19.　　）という。

問題 036 check □□□　子宮の上部を（20.　　）といい、左右に卵管の開口部がある。

問題 037 check □□□　子宮壁は、内膜、（21.　　）、外膜の3層からなる。

問題 038 check □□□　直腸子宮窩は、（22.　　）窩とも呼ばれている。

問題 039 check □□□　腟は、子宮に続く管状器官で、膀胱と尿道の後方、（23.　　）の前方にある。

問題 040 check □□□　大前庭腺は、（24.　　）腺ともいい、アルカリ性の粘液を分泌する。

PART8 泌尿器系・生殖器系
生殖器系③ 性ホルモン

解答・解説編 p.74

書いてみよう！

問題041 性周期におけるホルモンの変化を示した図である。それぞれの名称を書きなさい。

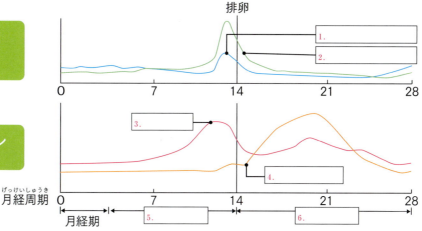

下垂体前葉ホルモンの血中濃度

卵巣ホルモンの血中濃度

月経周期

解いてみよう！

問題042 排卵には、黄体形成ホルモン、卵胞刺激ホルモン、(7.　　　)が関与している。

問題043 排卵した卵胞は、(8.　　　)に変わる。

問題044 女性ホルモンの1つである(9.　　　)は、妊娠を維持するために分泌される。

問題045 月経周期は、月経期、増殖期、(10.　　　)に分けられる。

問題046 性の決定で、性染色体がXXの場合は、(11.　　　)性が誕生する。

問題047 組織や器官は各胚葉から発生するが、泌尿生殖器は(12.　　　)胚葉からできる。

問題048 精子形成では、(13.　　　)分裂により、1個の精祖細胞から4個の精子細胞がつくられる。

問題049 卵子形成では、減数分裂により、1個の卵母細胞から(14.　　　)個の卵子細胞がつくられる。

問題050 乳腺は、汗腺の一種である(15.　　　)腺で、10～20個の乳腺葉からなる。

問題051 精巣から分泌される男性ホルモンを、(16.　　　)という。

おさえよう！　ホルモンの種類とホルモン名

視床下部ホルモン		
成長ホルモン放出ホルモン		growth hormone releasing hormone（GHRH）
甲状腺刺激ホルモン放出ホルモン		thyrotropin releasing hormone（TRH）
副腎皮質刺激ホルモン放出ホルモン		corticotropin releasing hormone（CRH）
卵胞刺激ホルモン放出ホルモン		follicle-stimulating hormone releasing hormone（FSHRH）
黄体形成ホルモン放出ホルモン		luteinizing hormone releasing hormone（LHRH）
成長ホルモン分泌抑制ホルモン		growth hormone inhibiting hormone
プロラクチン分泌抑制ホルモン		prolactin inhibiting hormone（PIH）
下垂体		
下垂体前葉	成長ホルモン	growth hormone（GH）
	甲状腺刺激ホルモン	thyroid stimulating hormone（TSH）
	副腎皮質刺激ホルモン	adrenocorticotropic hormone（ACTH）
	卵胞刺激ホルモン	follicle-stimulating hormone（FSH）
	黄体形成ホルモン	luteinizing hormone（LH）
	プロラクチン	prolactin（PRL, PL）
下垂体中葉	メラニン細胞刺激ホルモン	melanocyte stimulating hormone（MSH）
下垂体後葉	オキシトシン	oxytocin
	バソプレシン	vasopressin ＝抗利尿ホルモン：antidiuretic hormone（ADH）
甲状腺		
サイロキシン（チロキシン）		thyroxine（T_4）
トリヨードサイロニン （トリヨードチロニン）		triiodothyronine（T_3）
カルシトニン		calcitonin
上皮小体（副甲状腺）		
パラソルモン		parathormone ＝上皮小体ホルモン：parathyroid hormone（PTH）
膵臓（ランゲルハンス島）		
インスリン		insulin
グルカゴン		glucagon
ソマトスタチン		somatostatin

PART 9 内分泌腺

多くのホルモンは、内分泌腺で産生されます。体内の恒常性（ホメオスターシス）維持には、神経による調節（神経性調節）とホルモンによる調節（液性調節）の働きが重要です。
液性調節の作用はゆっくり発現して長期間にわたりますが、神経性調節は短時間のすみやかな調節を行います。

- 内分泌腺の働き
- 松果体
- 下垂体
- 甲状腺
- 膵臓
- 副腎
- 精巣・卵巣

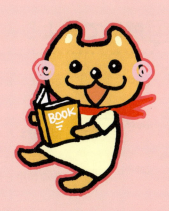

PART 9 内分泌腺の働き

解答・解説編 p.76

書いてみよう！

問題 001 check ☐☐☐ 内分泌腺の位置を示した図である。それぞれの名称を書きなさい。

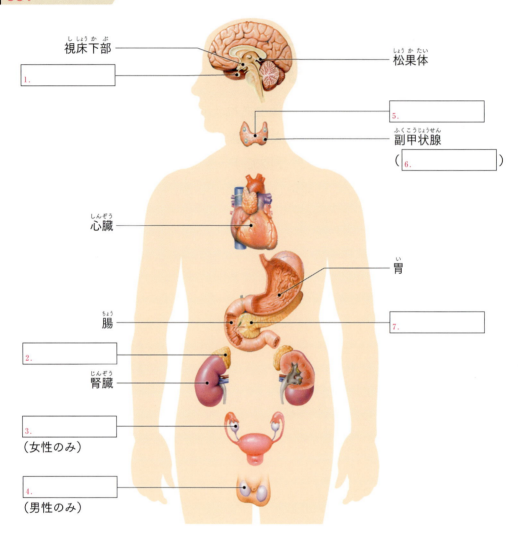

- 視床下部
- 1.
- 松果体
- 5.
- 副甲状腺
- (6.)
- 心臓
- 胃
- 腸
- 7.
- 2.
- 腎臓
- 3. （女性のみ）
- 4. （男性のみ）

解いてみよう！

問題 002 check ☐☐☐ ホルモン分泌の調節には、負および正の（ 8.　　　）機構がある。

問題 003 check ☐☐☐ ホルモンは、化学構造上、ペプチド型、アミン型、そして（ 9.　　　）型に分かれる。

問題 004 check ☐☐☐ ホルモンは、特定の標的器官・標的細胞にある（ 10.　　　）に結合して、その作用を発揮する。

PART 9 内分泌腺 松果体

解答・解説編 p.76

書いてみよう！

問題 005 check ☐☐☐ 松果体の位置について示した図である。それぞれの名称を書きなさい。

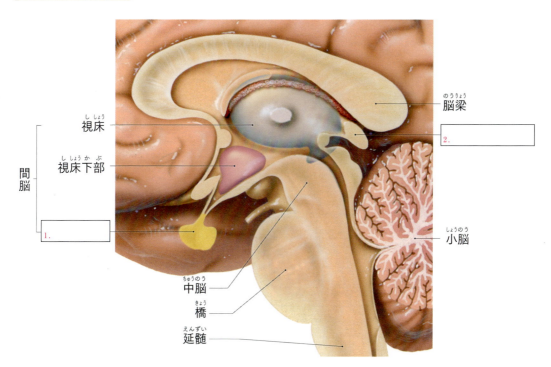

解いてみよう！

問題 006 check ☐☐☐ 松果体は、間脳の（3.　　　　）に位置する。

問題 007 check ☐☐☐ 松果体から分泌されるホルモン（4.　　　　）は、日周リズム（サーカディアンリズム）に関与している。

MEMO

PART 9 内分泌腺 下垂体

解答・解説編 p.77

書いてみよう！

問題 008 check ☐☐☐ 下垂体の構造を示した図である。それぞれの名称を書きなさい。

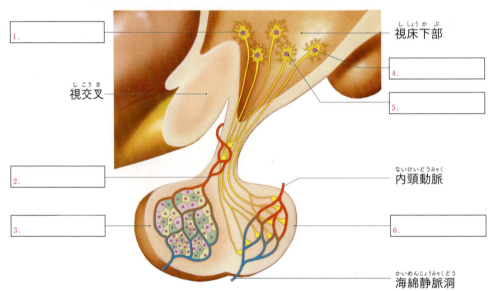

1. ＿＿＿
2. ＿＿＿
3. ＿＿＿
4. ＿＿＿
5. ＿＿＿
6. ＿＿＿

視床下部
視交叉
内頸動脈
海綿静脈洞

解いてみよう！

問題 009 check ☐☐☐ 下垂体は、(7.　　　)骨の、トルコ鞍にある。

問題 010 check ☐☐☐ 下垂体には、(8.　　　)系と呼ばれている特殊な血管系がある。

問題 011 check ☐☐☐ 下垂体の上方は、間脳の(9.　　　)に連なっている。

問題 012 check ☐☐☐ 下垂体前葉から分泌されるホルモンである(10.　　　)は、成長促進などの働きをする。

問題 013 check ☐☐☐ TSHは、(11.　　　)を刺激するホルモンである。

問題014 ACTHは、(12.　　　　)を刺激するホルモンである。

問題015 FSHは、(13.　　　　)を刺激するホルモンである。

問題016 LHは、(14.　　　　)を刺激するホルモンである。

問題017 FSHとLHを総称して、(15.　　　　)と呼んでいる。

問題018 乳腺刺激ホルモンは、(16.　　　　)とも呼ばれ、出産後、乳腺に働き乳汁分泌を促進する。

問題019 下垂体後葉から分泌されるホルモンは、(17.　　　　)分泌ホルモンである。

問題020 (18.　　　　)は、腎尿細管での水分再吸収を促進するホルモンである。

問題021 (19.　　　　)は、子宮収縮作用、乳汁放出促進作用、陣痛作用などを促進するホルモンである。

問題022 血液の浸透圧が上昇すると、下垂体後葉から(20.　　　　)の分泌がさかんになる。

問題023 成長ホルモンの過剰により、(21.　　　　)や末端肥大症がみられる。

問題024 成長ホルモンの不足により、(22.　　　　)がみられる。

問題025 バソプレシンの不足により、(23.　　　　)がみられる。

問題026 サイロキシンの過剰により、(24.　　　　)がみられる。

問題027 サイロキシンの不足により、(25.　　　　)や粘液水腫がみられる。

MEMO

内分泌腺

PART 9 内分泌腺 — 甲状腺

解答・解説編 p.79

書いてみよう！

問題 028 check ☐☐☐
甲状腺と上皮小体について示した図である。それぞれの名称を書きなさい。

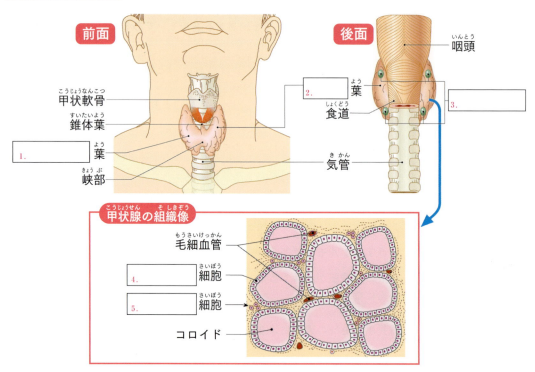

前面
- 甲状軟骨
- 錐体葉
- 1._____ 葉
- 峡部

後面
- 2._____ 葉
- 食道
- 咽頭
- 3._____
- 気管

甲状腺の組織像
- 毛細血管
- 4._____ 細胞
- 5._____ 細胞
- コロイド

解いてみよう！

問題 029 check ☐☐☐
甲状腺ホルモン量は、(6._____)機構により調節されている。

問題 030 check ☐☐☐
上皮小体は、(7._____)の両葉の裏側に、2個ずつ位置する。

問題 031 check ☐☐☐
上皮小体ホルモンである(8._____)は、血中カルシウム濃度を上昇させる。

問題 032 check ☐☐☐
甲状腺からは、(9._____)とカルシトニンが分泌される。

問題 033 check ☐☐☐
カルシトニンは、血中(10._____)濃度を低下させる。

問題 034 check ☐☐☐
カルシウムに関与するホルモンには、カルシトニンと、(11._____)がある。

問題 035 check ☐☐☐
パラソルモンの不足により、(12._____)がみられる。

PART 9 内分泌腺 膵臓

解答・解説編 p.80

書いてみよう！

問題 036 check ☐☐☐ 膵臓とランゲルハンス島について示した図である。それぞれの名称を書きなさい。

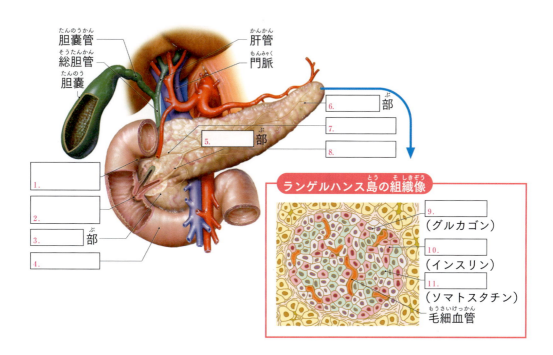

解いてみよう！

問題 037 check ☐☐☐ ランゲルハンス島（ラ島）の腺細胞のうち、（12.　　　）細胞が全体の60〜70％を占める。

問題 038 check ☐☐☐ （13.　　　）は、ラ島のB（β）細胞から分泌されるホルモンで、血糖を低下させる作用がある。

問題 039 check ☐☐☐ （14.　　　）は、ラ島のA（α）細胞から分泌されるホルモンで、血糖を上昇させる作用がある。

問題 040 check ☐☐☐ （15.　　　）は、ラ島のD（δ）細胞から分泌されるホルモンで、インスリンとグルカゴンの働きを抑制する。

問題 041 check ☐☐☐ 糖代謝に関与するホルモンには、（16.　　　）、グルカゴン、サイロキシン、コルチゾン、アドレナリンなどがある。

問題 042 check ☐☐☐ 化学構造上、インスリンは、（17.　　　）ホルモンである。

問題 043 check ☐☐☐ インスリンの不足により、（18.　　　）病がみられる。

PART 9 副腎
内分泌腺

解答・解説編 p.81

書いてみよう！

問題 044 check □□□　副腎について示した図である。それぞれの名称を書きなさい。

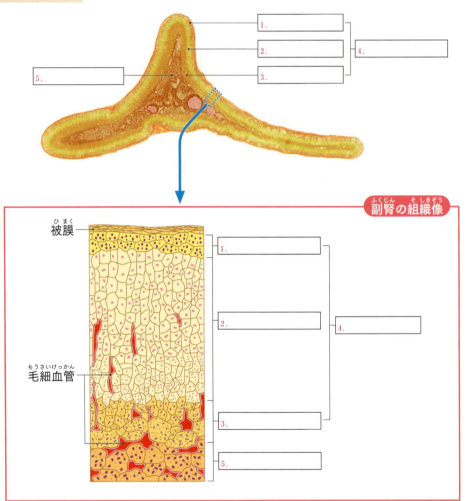

副腎の組織像

被膜

毛細血管

解いてみよう！

問題 045 check □□□　副腎髄質から分泌されるホルモン（6.　　　）には、心拍数増加、血糖上昇作用などがある。

問題 046 check □□□　副腎髄質から分泌されるホルモン（7.　　　）には、血圧上昇作用がある。

問題 047 check □□□　副腎皮質から分泌されるホルモン（8.　　　）には、血糖値上昇、抗炎症作用、抗アレルギー作用がある。

問題 048 check □□□　副腎皮質から分泌されるホルモン（9.　　　）は、腎尿細管でのナトリウムイオン再吸収、カリウムイオン排泄を促進する。

問題049 副腎皮質から分泌されるホルモンである（10.　　　　　）は、精巣から分泌されるホルモンよりも作用が弱い。

問題050 アンジオテンシンⅡは、血圧上昇作用とともに、ホルモンである（11.　　　　　）の分泌を促進する。

問題051 化学構造上、副腎皮質ホルモンは、（12.　　　　　）ホルモンである。

問題052 化学構造上、アドレナリンは、（13.　　　　　）型ホルモンである。

問題053 アドレナリンやノルアドレナリンを総称して、（14.　　　　　）と呼ぶ。

問題054 副腎皮質ホルモンの過剰により、（15.　　　　　）症候群がみられる。

問題055 副腎皮質ホルモンでカリウムイオンやナトリウムイオンに関与するホルモンは、（16.　　　　　）である。

問題056 副腎皮質ホルモンの不足により、（17.　　　　　）病がみられる。

MEMO

PART 9 内分泌腺　精巣・卵巣

解答・解説編 p.83

書いてみよう！

問題 057 check ☐☐☐　精巣・卵巣を示した図である。それぞれの名称を書きなさい。

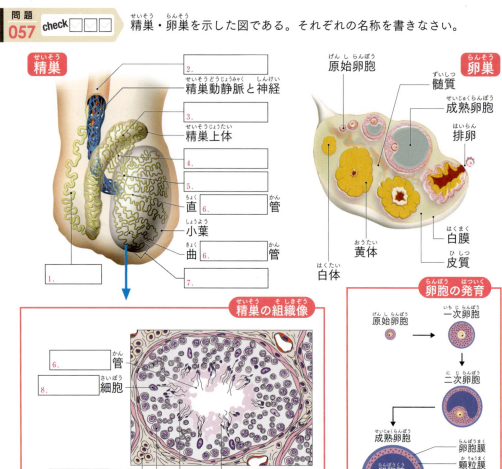

解いてみよう！

問題 058 check ☐☐☐　男性ホルモンである（ 10.　　　）には、精子の形成、第二次性徴の発現促進などの作用がある。

問題 059 check ☐☐☐　卵胞ホルモンである（ 11.　　　）には、生殖器の発育促進、第二次性徴の発現などの作用がある。

問題 060 check ☐☐☐　黄体ホルモンである（ 12.　　　）は、排卵抑制、妊娠維持として働く。

問題 061 check ☐☐☐　排卵には、卵巣刺激ホルモン、（ 13.　　　）、エストロゲンが関与する。

PART 10

体温

ヒトは、体内での熱産生と熱放散のバランスを取ることで、体温を一定の範囲に保ち、細胞活動や酵素の働きを円滑にして生命を維持しています。この熱産生と熱放散のバランスが崩れると、高体温や低体温という体温異常が起こります。つまり、体温異常は、患者の病状の経過や、隠れた疾患の発見に必要な情報なのです。

- 体温維持のしくみ
- 高体温
- 発汗

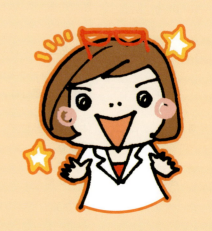

PART 10 体温 — 体温維持のしくみ

解答・解説編 p.84

書いてみよう！

問題 001 check □□□ 体温の熱放散について示した図である。それぞれの名称を書きなさい。

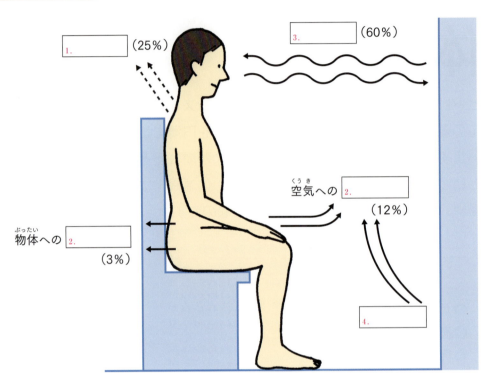

1. ____ （25％）
3. ____ （60％）
空気への 2. ____ （12％）
物体への 2. ____ （3％）
4. ____

解いてみよう！

問題 002 check □□□ 体温調節中枢は、間脳の（5. ____ ）にあり、そこを流れる血液の温度差に応じて興奮を起こす。

問題 003 check □□□ 熱の生産量で最も多いのは、（6. ____ ）である。

問題 004 check □□□ 熱の放出量で最も多いのは、（7. ____ ）である。

問題 005 check □□□ 体温測定部位は、口腔、（8. ____ ）、鼓膜、直腸などである。

問題 006 check □□□ 体温測定部位で、外部環境に最も影響されにくいのは、（9. ____ ）である。

問題 007 check □□□ 体温が最も低く測定されるのは、（10. ____ ）温である。

PART 10 体温 — 高体温

解答・解説編 p.84

書いてみよう！

問題 008 check ☐☐☐ 体温曲線と発熱の症状を示した図である。それぞれの名称を書きなさい。

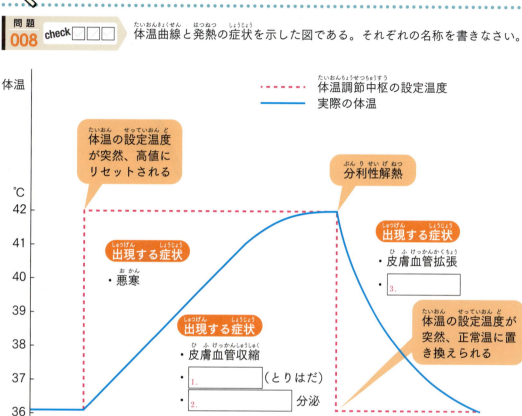

解いてみよう！

問題 009 check ☐☐☐ うつ熱は、（4.　　　　）障害によるものである。

問題 010 check ☐☐☐ 発熱は、（5.　　　　）障害によるものである。

問題 011 check ☐☐☐ 発熱時は、皮膚血管収縮、立毛、（6.　　　　）の分泌、ふるえなどがみられる。

問題 012 check ☐☐☐ 解熱時は、血管拡張、（7.　　　　）などがみられる。

問題 013 check ☐☐☐ 女性特有の体温を、（8.　　　　）体温という。

体温 117

PART 10 体温 — 発汗

書いてみよう！

問題 014 check☐☐☐ 発汗を行う汗腺を示した図である。それぞれの名称を書きなさい。

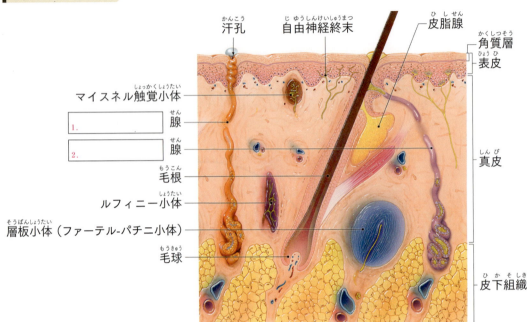

1. _____腺
2. _____腺

解いてみよう！

問題 015 check☐☐☐ 発汗を起こす神経は、(3.　　　　)神経である。

問題 016 check☐☐☐ 汗腺には、アポクリン腺と、(4.　　　　)がある。

問題 017 check☐☐☐ 思春期から分泌がさかんになる汗腺は、(5.　　　　)腺である。

問題 018 check☐☐☐ 体温調節に関与する汗腺は、(6.　　　　)腺である。

問題 019 check☐☐☐ 発汗中枢は(7.　　　　)にあり、左右対称的に存在する。

問題 020 check☐☐☐ 発汗には、温熱性発汗、(8.　　　　)発汗、精神性発汗がある。

問題 021 check☐☐☐ 精神性発汗は、特に腋窩、手掌、(9.　　　　)にみられる。

問題 022 check☐☐☐ 汗の三大成分は、塩化ナトリウム、(10.　　　　)、尿素である。

PART 11 脳・神経系

脳・神経系は、いわばヒトの体の司令塔です。脳は、体内の各器官からそのための情報を受け取って判断し、各器官へ指示を出します。神経系は、情報を集めて脳に送り、脳からの指示を器官に伝達する役割を果たします。これらの働きがあるからこそ、ヒトは、体内の恒常性を維持して生命活動を営むことができるのです。

- 神経細胞と情報伝達
- 中枢神経
    - ①脳の構造
    - ②大脳
    - ③脳幹部
- 末梢神経
    - ①脳神経
    - ②脊髄神経
    - ③自律神経
- 髄液循環
- 睡眠と休息
- 脳の発生

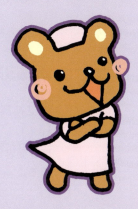

PART 11 脳・神経系 神経細胞と情報伝達

解答・解説編 p.87

書いてみよう！

問題 001 check ☐☐☐ 神経細胞の構造を示した図である。それぞれの名称を書きなさい。

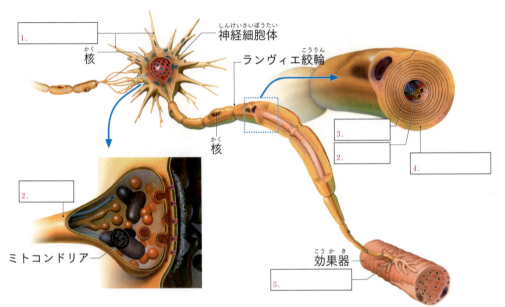

1.
核
神経細胞体
ランヴィエ絞輪
核
2.
3.
2.
4.
ミトコンドリア
効果器
5.

解いてみよう！

問題 002 check ☐☐☐ 神経細胞の中で、1本長く伸びた突起を、(6.　　　)という。

問題 003 check ☐☐☐ 髄鞘と髄鞘の間の、くびれた部分を(7.　　　)という。

問題 004 check ☐☐☐ 跳躍伝導は、(8.　　　)神経で行われる。

問題 005 check ☐☐☐ 神経細胞が興奮するときは、細胞外から細胞内に、(9.　　　)イオンが流入する。

問題 006 check ☐☐☐ 神経から神経への伝達は、(10.　　　)を介して行われる。

問題 007 check ☐☐☐ 神経細胞内を興奮が伝わることを、(11.　　　)という。

問題 008 check ☐☐☐ 中枢神経細胞を支持・絶縁・保護する種々の細胞からなるものを、(12.　　　)細胞という。

問題 009 check ☐☐☐ 感覚受容体の知覚神経の末梢部を構成するのは、(13.　　　)突起である。

PART11 中枢神経① 脳の構造
脳・神経系

解答・解説編 p.88

書いてみよう！

問題 010 check □□□　脳の正中断面を示した図である。それぞれの名称を書きなさい。

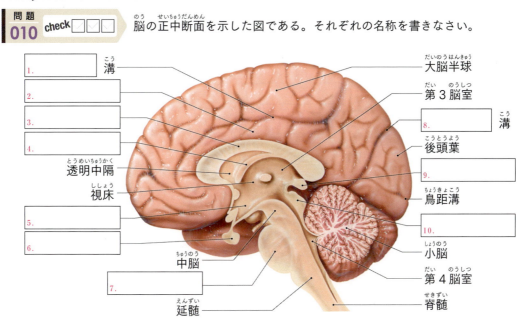

1. _____ 溝
2. _____
3. _____
4. _____
透明中隔
視床
5. _____
6. _____
中脳
7. _____
延髄

大脳半球
第3脳室
8. _____ 溝
後頭葉
9. _____
鳥距溝
10. _____
小脳
第4脳室
脊髄

解いてみよう！

問題 011 check □□□　脳は、左右の大脳半球からなる終脳と間脳、中脳、(11.　　　)、小脳、延髄からなる。

問題 012 check □□□　脳幹は、(12.　　　)、橋、延髄を表す。

問題 013 check □□□　大脳の表面には、(13.　　　)、外側溝、頭頂後頭溝の3つの深い溝がある。

問題 014 check □□□　大脳半球は、前頭葉、(14.　　　)、後頭葉、側頭葉の各部域に区別される。

問題 015 check □□□　運動性言語中枢を(15.　　　)、感覚性言語中枢を(16.　　　)と呼ぶ。

問題 016 check □□□　運動中枢、学習、記憶、理性などの中枢は、大脳の(17.　　　)葉にある。

問題 017 check □□□　感覚中枢、味覚中枢などは、大脳の(18.　　　)葉にある。

問題 018 check □□□　聴覚中枢、記憶中枢、嗅覚中枢などは、大脳の(19.　　　)葉にある。

問題 019 check □□□　視覚中枢は、大脳の(20.　　　)葉にある。

脳・神経系　121

PART 11 中枢神経② 大脳

脳・神経系

解答・解説編 p.89

書いてみよう！

問題 020 check □□□ 大脳の断面を示した図である。それぞれの名称を書きなさい。

前頭断面

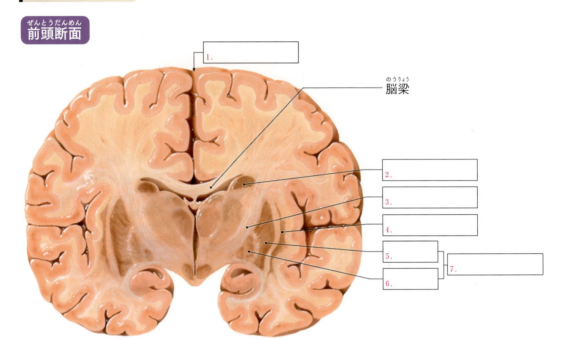

脳梁

1.
2.
3.
4.
5.
6.
7.

解いてみよう！

問題 021 check □□□ 左右の大脳半球は、（8. ）によりつながれている。

問題 022 check □□□ 大脳核（大脳基底核）は、（9. ）・レンズ核・前障・扁桃体の4群が区別される。

問題 023 check □□□ 大脳核の、尾状核と被殻を合わせて（10. ）という。

問題 024 check □□□ 視床、尾状核およびレンズ核で囲まれた白質の部分を、（11. ）という。

問題 025 check □□□ 記憶には、大脳皮質、大脳辺縁系の（12. ）、大脳基底核などが関与している。

PART11 脳・神経系 中枢神経③ 脳幹部

解答・解説編 p.90

書いてみよう！

問題 026 check ☐☐☐ 間脳、中脳と橋、小脳を示した図である。それぞれの名称を書きなさい。

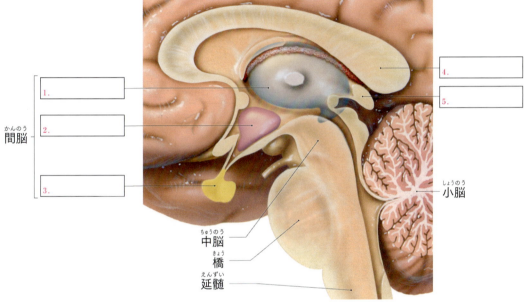

間脳
1.
2.
3.
4.
5.
小脳
中脳
橋
延髄

解いてみよう！

問題 027 check ☐☐☐ 間脳は、（6.　　　　）と視床下部に分けられる。

問題 028 check ☐☐☐ 体温中枢は、間脳の（7.　　　　）にある。

問題 029 check ☐☐☐ 小脳は、（8.　　　　）機能や随意運動の調整をつかさどり、その障害で身体の平衡が保てなくなる。

問題 030 check ☐☐☐ 対光反射、身体平衡・姿勢保持、遠近調節反射などがある中枢は、（9.　　　　）である。

問題 031 check ☐☐☐ 呼吸中枢、心臓中枢、発汗中枢があるのは、（10.　　　　）である。

脳・神経系 123

PART 11 末梢神経① 脳神経

脳・神経系

解答・解説編 p.91

書いてみよう！

問題 032 check □□□ 脳神経と主な支配領域を示した図である。それぞれの名称を書きなさい。

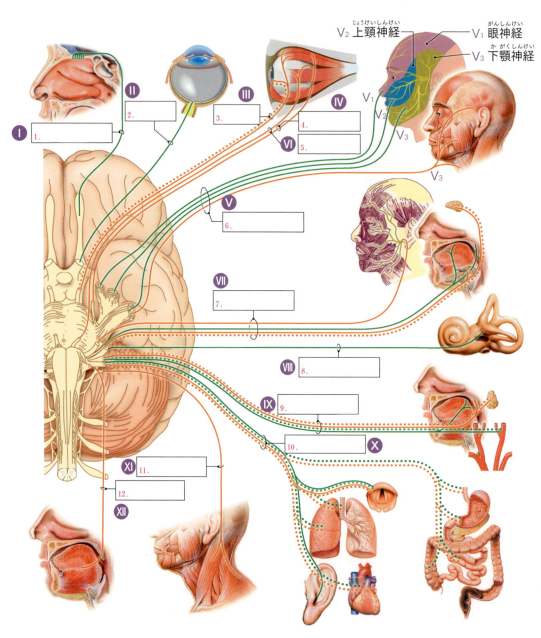

― 運動ニューロン（神経）　　┄ 運動ニューロンのうち副交感神経（遠心性線維）
― 感覚ニューロン（神経）　　┄ 感覚ニューロンのうち副交感神経（求心性線維）

解いてみよう！

問題 033 check ☐☐☐ 嗅覚を支配する脳神経は、(13.) である。

問題 034 check ☐☐☐ 視覚を支配する脳神経は、(14.) である。

問題 035 check ☐☐☐ 眼球運動と瞳孔の収縮などを行う脳神経は、(15.) である。

問題 036 check ☐☐☐ 眼球を下外側に回転させる脳神経は、(16.) である。

問題 037 check ☐☐☐ 歯の痛みや顔面の痛み、舌の知覚、咀嚼運動にかかわる脳神経は、(17.) である。

問題 038 check ☐☐☐ 眼球を外方へ回転させる脳神経は、(18.) である。

問題 039 check ☐☐☐ 顔面の表情運動、味覚などに関係する神経線維が含まれる脳神経は、(19.) である。

問題 040 check ☐☐☐ 聴覚や平衡覚を支配する脳神経は、(20.) である。

問題 041 check ☐☐☐ 味覚や耳下腺を支配する脳神経は、(21.) である。

問題 042 check ☐☐☐ 内臓に分布する脳神経は、(22.) である。

問題 043 check ☐☐☐ 胸鎖乳突筋、僧帽筋を支配する脳神経は、(23.) である。

問題 044 check ☐☐☐ 舌筋を支配する脳神経は、(24.) である。

MEMO

PART 11 末梢神経② 脊髄神経

脳・神経系

解答・解説編 p.92

書いてみよう！

問題 045 check ☐☐☐ 　脊髄神経を示した図である。それぞれの名称を書きなさい。

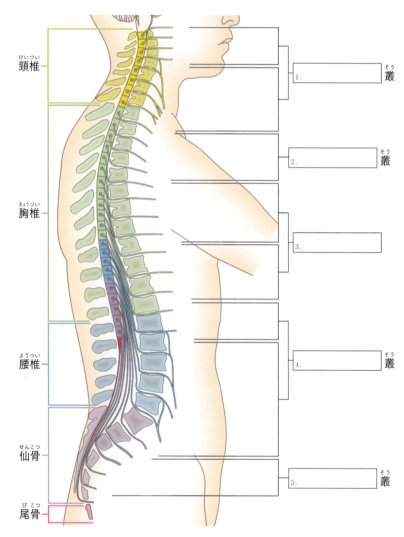

- 頸椎
- 胸椎
- 腰椎
- 仙骨
- 尾骨

1. _____ 叢
2. _____ 叢
3. _____
4. _____ 叢
5. _____ 叢

解いてみよう！

問題 046 check ☐☐☐ 　脊髄の下端を(6.　　　　)といい、第1〜2腰椎の高さにある。

問題 047 check ☐☐☐ 　脊髄の下端は、神経が束をなしているので、その部分は(7.　　　　)と呼ばれている。

問題 048 脊髄には、頸膨大と（8.　　　　）の、上下2か所の膨らみがある。

問題 049 髄液を採取する腰椎穿刺は、第3～4腰椎間を選ぶ。ここには（9.　　　　）がなく障害される恐れがないためである。

問題 050 脊髄の横断面には、灰白質と白質がある。前者は（10.　　　　）の集まりで、後者は神経線維が密集している。

問題 051 脊髄の前角からは、（11.　　　　）神経が出ている。

問題 052 脊髄神経は、頸神経8対、胸神経（12.　　　　）対、腰神経5対、仙骨神経5対、尾骨神経1対ある。

問題 053 頸神経叢の枝に、横隔膜を支配する（13.　　　　）神経がある。

問題 054 腕神経叢の主な枝に、腋窩神経、（14.　　　　）神経、正中神経、尺骨神経、橈骨神経などがある。

問題 055 「猿手」は、（15.　　　　）神経が麻痺すると起こる。

問題 056 「わし手」は、（16.　　　　）神経が麻痺すると起こる。

問題 057 「下垂手」は、（17.　　　　）神経が麻痺すると起こる。

問題 058 腰神経叢の最大の枝である（18.　　　　）神経は、大腿四頭筋を支配する。

問題 059 腰神経叢の枝である（19.　　　　）神経は、大腿の内転筋群を支配する。

問題 060 （20.　　　　）神経は、仙骨神経叢から分岐する全身最大の神経で、大腿屈筋群や下腿のすべての皮膚に分布する。

問題 061 （21.　　　　）神経は、陰部神経叢の枝で、会陰・外陰部の筋肉・皮膚や粘膜に分布する。

問題 062 （22.　　　　）神経は、肛門と尾骨先端の皮膚に分布する。

問題 063 下行伝導路には、運動自体の指令を送る錐体路と、運動を制御する（23.　　　　）がある。

問題 064 上行伝導路は、（24.　　　　）情報を中枢に伝える経路である。

問題 065 自律神経系は、主に内臓に分布する神経で、最高中枢は（25.　　　　）にある。

脳・神経系　127

PART 11 末梢神経③ 自律神経

脳・神経系　　解答・解説編 p.95

書いてみよう！

問題 066 check ☐☐☐　交感神経と副交感神経の神経節を示した図である。それぞれの名称を書きなさい。

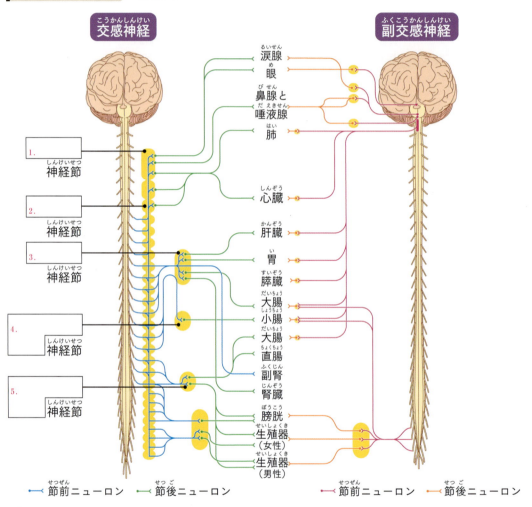

1. ＿＿＿神経節
2. ＿＿＿神経節
3. ＿＿＿神経節
4. ＿＿＿神経節
5. ＿＿＿神経節

── 節前ニューロン　── 節後ニューロン　　── 節前ニューロン　── 節後ニューロン

解いてみよう！

問題 067 check ☐☐☐　交感神経の節前ニューロンは、主に、（6.　　　）髄から出ている。

問題 068 check ☐☐☐　副交感神経の節前ニューロンには、脳神経と（7.　　　）髄から出る神経がある。

問題 069 check ☐☐☐　交感神経の臓器への伝達物質は、（8.　　　）である。

問題 070 check ☐☐☐　副交感神経の臓器への伝達物質は、（9.　　　）である。

PART 11 脳・神経系　髄液循環

解答・解説編 p.96

書いてみよう！

問題 071 check ☐☐☐　髄液循環を示した図である。それぞれの名称を書きなさい。

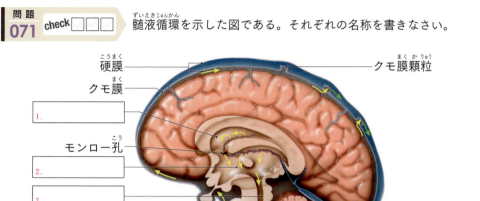

硬膜　クモ膜顆粒　クモ膜　モンロー孔　マジャンディ孔

1.　2.　3.　4.

→ 髄液のながれ

解いてみよう！

問題 072 check ☐☐☐　脳は、（5.　　　　）神経に属する。

問題 073 check ☐☐☐　脳は、硬膜、クモ膜、（6.　　　　）の3重の髄膜に包まれている。

問題 074 check ☐☐☐　脊髄は、髄膜に包まれて、（7.　　　　）管の中にある。

問題 075 check ☐☐☐　脊髄の髄膜は、（8.　　　　）重になっている。

問題 076 check ☐☐☐　脳脊髄液は、脳室の（9.　　　　）で分泌される。

問題 077 check ☐☐☐　脳脊髄液は、側脳室→室間孔→（10.　　　　）→中脳水道→第4脳室に流れる。

問題 078 check ☐☐☐　脳脊髄液は、（11.　　　　）で吸収され、上矢状静脈洞へ排出される。

脳・神経系　129

PART 11 脳・神経系 睡眠と休息

解答・解説編 p.97

書いてみよう！

問題 079 check ☐☐☐ 脳波を示した図である。それぞれの名称を書きなさい。

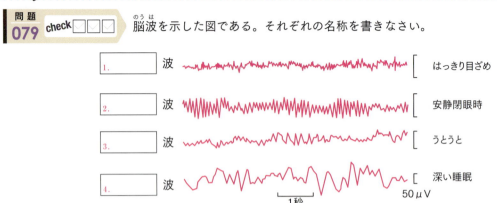

1. ［　］波　——　はっきり目ざめ
2. ［　］波　——　安静閉眼時
3. ［　］波　——　うとうと
4. ［　］波　——　深い睡眠

1秒　　50μV

解いてみよう！

問題 080 check ☐☐☐ 睡眠には、レム睡眠と（5.　　　）睡眠がある。

問題 081 check ☐☐☐ 夢をみるのは、（6.　　　）睡眠期間である。

問題 082 check ☐☐☐ 脳波には、覚醒期のα波とβ波、睡眠期の（7.　　　）波とδ波がある。

PART 11 脳・神経系 脳の発生

解答・解説編 p.97

書いてみよう！

問題 083 check ☐☐☐ 中枢神経の発生を示した図である。それぞれの名称を書きなさい。

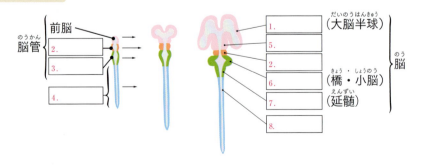

脳管
- 前脳
- 2.
- 3.
- 4.

- 1. （大脳半球）
- 5.
- 2.
- 6. （橋・小脳）
- 7. （延髄）
- 8.

｝脳

PART 12

感覚系

脳神経に伝わる「刺激」を感知するのが、感覚受容器です。ホメオスターシスを保つためには、環境の変化を鋭敏にとらえて対応しなければなりません。そのため、感覚系は、とても重要な働きをしています。

- 味覚
- 嗅覚
- 聴覚
- 視覚
- 皮膚感覚

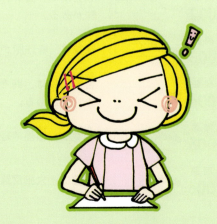

PART 12 味覚

感覚系

解答・解説編 p.98

書いてみよう！

問題 001 check □□□ 味蕾の縦断面を示した図である。それぞれの名称を書きなさい。

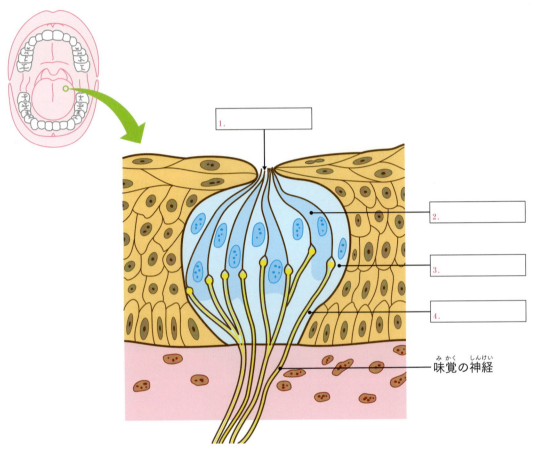

1.
2.
3.
4.

味覚の神経

解いてみよう！

問題 002 check □□□ 味覚には、甘味、苦味、塩味、(5.　　　)の基本4種と、辛味や渋味がある。

問題 003 check □□□ 味覚は、味細胞がある(6.　　　)で感じ取る。

問題 004 check □□□ 舌表面には、味を感じ取る有郭乳頭、(7.　　　)、茸状乳頭の3つの乳頭がある。

問題 005 check □□□ 味覚は、顔面神経や(8.　　　)神経の支配を受ける。

問題 006 check □□□ 味覚は、大脳皮質の(9.　　　)葉で感じ取る。

PART 12 感覚系 嗅覚

解答・解説編 p.98

書いてみよう！

問題 007 check □□□　嗅上皮を示した図である。それぞれの名称を書きなさい。

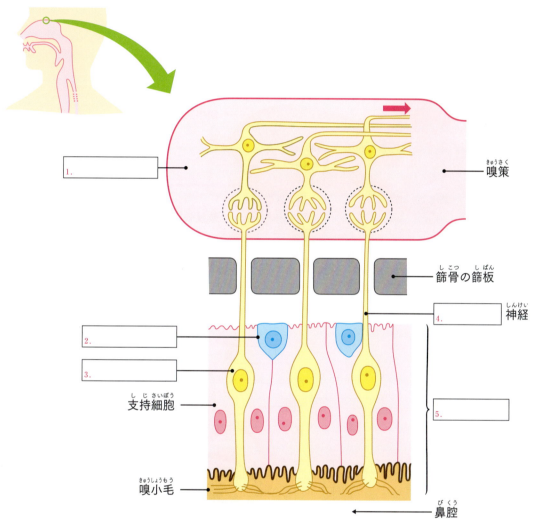

1. ___
2. ___
3. ___
4. ___ 神経
5. ___

嗅策
篩骨の篩板
支持細胞
嗅小毛
鼻腔

解いてみよう！

問題 008 check □□□　においは、鼻腔の最上部の鼻粘膜にある（6.　　　　）で感じ取る。

問題 009 check □□□　においは、嗅神経により、大脳皮質の（7.　　　　）葉に伝えられる。

問題 010 check □□□　嗅覚は、（8.　　　　）が非常に速く、同一のにおいに対し感じなくなる。

PART 12 感覚系 — 聴覚

解答・解説編 p.99

書いてみよう！

問題 011 check □□□ 以下は、耳の構造を示した図である。それぞれの名称を書きなさい。

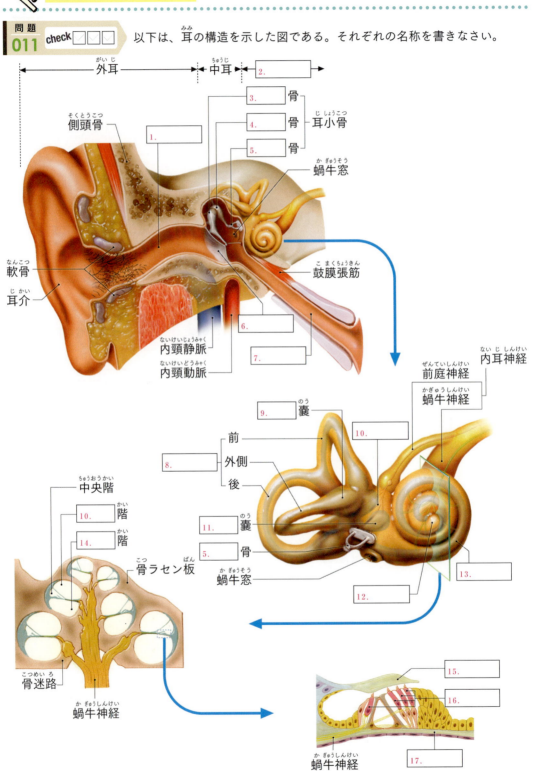

解いてみよう！

問題012 check ☐☐☐ 外耳は、(18.　　　　　)と外耳道からなる。

問題013 check ☐☐☐ 外耳道には、アポクリン腺の一種である(19.　　　　　)が発達している。

問題014 check ☐☐☐ 外耳と中耳は、(20.　　　　　)により区切られている。

問題015 check ☐☐☐ 中耳には、ツチ骨、(21.　　　　　)骨、アブミ骨からなる耳小骨がある。

問題016 check ☐☐☐ 中耳の鼓室は、(22.　　　　　)により咽頭に通じている。

問題017 check ☐☐☐ 内耳には、骨迷路と(23.　　　　　)迷路があり、リンパ液により満たされている。

問題018 check ☐☐☐ 聴覚は蝸牛、平衡覚は(24.　　　　　)と半規管により調整されている。

問題019 check ☐☐☐ 蝸牛は、前庭階、蝸牛管、(25.　　　　　)の3部に分かれている。

問題020 check ☐☐☐ 蝸牛管内には、感覚器である(26.　　　　　)器がある。

問題021 check ☐☐☐ 音は、外耳→中耳→内耳の卵円窓→(27.　　　　　)→感覚器→蝸牛神経と伝わる。

問題022 check ☐☐☐ 音の高低は、(28.　　　　　)で決まる。

問題023 check ☐☐☐ 半規管は、体の(29.　　　　　)運動を感じ取る。

MEMO

PART 12 感覚系 — 視覚

解答・解説編 p.100

書いてみよう！

問題 024 check ☐☐☐ 眼球とその付属器の構造、眼の屈折異常を示した図である。それぞれの名称を書きなさい。

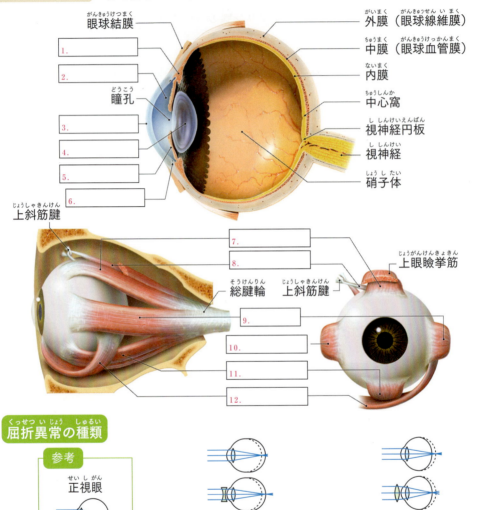

眼球結膜／外膜（眼球線維膜）／中膜（眼球血管膜）／内膜／瞳孔／中心窩／視神経円板／視神経／硝子体／上斜筋腱／総腱輪／上斜筋腱／上眼瞼挙筋

1.
2.
3.
4.
5.
6.
7.
8.
9.
10.
11.
12.

屈折異常の種類

参考　正視眼

13. ___眼
14. ___眼

解いてみよう！

問題 025 check ☐☐☐ 眼球は、眼球線維膜、眼球血管膜、（15.　　　）の3層からなる。

問題 026 check ☐☐☐ 眼球線維膜は、外膜のことで、角膜と（16.　　　）からなる。

問題 027 check ☐☐☐ 眼球血管膜は、中膜のことで、（17.　　　）、毛様体と脈絡膜からなる。

| 問題 028 | check ☐☐☐ | 水晶体の厚みを変える毛様体には、毛様体小帯（またはチン小帯）と（18. ）がある。 |

| 問題 029 | check ☐☐☐ | 虹彩には、瞳孔を調節する瞳孔括約筋と（19. ）がある。 |

| 問題 030 | check ☐☐☐ | 網膜には、光を感じとる杆体と、色を感じ取る（20. ）という、2種類の感覚細胞がある。 |

| 問題 031 | check ☐☐☐ | 杆体には、感光物質である（21. ）が含まれている。 |

| 問題 032 | check ☐☐☐ | 映像は、網膜の（22. ）で結ばれる。 |

| 問題 033 | check ☐☐☐ | 視神経が出ていく部位は、（23. ）と呼ばれている。 |

| 問題 034 | check ☐☐☐ | 眼球の内部は、水晶体と（24. ）とがある。 |

| 問題 035 | check ☐☐☐ | 水晶体は、（25. ）のすぐ後ろにある。 |

| 問題 036 | check ☐☐☐ | 眼房水は、（26. ）管から排出される。 |

| 問題 037 | check ☐☐☐ | 眼球運動は、（27. ）神経により調節されている。 |

| 問題 038 | check ☐☐☐ | 近点を見るとき、水晶体は（28. ）なり、瞳孔は収縮する。遠点を見るとき、水晶体は（29. ）なり、瞳孔は拡張する。 |

| 問題 039 | check ☐☐☐ | 近視は網膜の（30. ）方で像が結ばれるため、凹レンズで補正する。遠視は網膜の（31. ）方で像が結ばれるため、凸レンズで補正する。 |

| 問題 040 | check ☐☐☐ | 色盲は、網膜の（32. ）の異常によって起こる。 |

| 問題 041 | check ☐☐☐ | 夜盲症は、網膜の（33. ）の異常によって起こる。 |

| 問題 042 | check ☐☐☐ | 白内障は、（34. ）の障害によって起こる。 |

| 問題 043 | check ☐☐☐ | 緑内障は、（35. ）の障害によって起こる。 |

| 問題 044 | check ☐☐☐ | 対光反射は、光の強弱により（36. ）が縮小したり散大したりする反射である。 |

| 問題 045 | check ☐☐☐ | 輻輳反射は、物を（37. ）で注視するときにみられる反射である。 |

| 問題 046 | check ☐☐☐ | 眼瞼反射と角膜反射は、眼瞼を（38. ）反射である。 |

PART 12 感覚系 皮膚感覚

解答・解説編 p.103

書いてみよう！

問題 047 check ☐☐☐ 皮膚感覚受容器を示した図である。それぞれの名称を書きなさい。

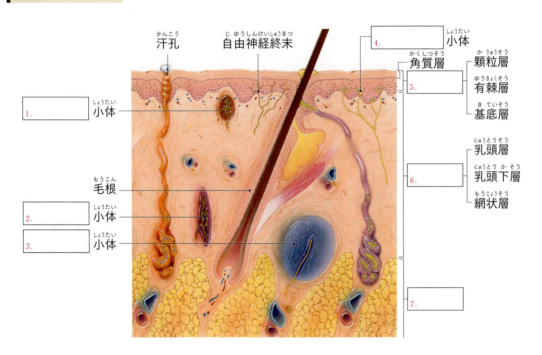

図中のラベル：
- 汗孔
- 自由神経終末
- 4. ＿＿＿ 小体
- 5. 角質層 ＜ 顆粒層／有棘層／基底層
- 1. ＿＿＿ 小体
- 毛根
- 6. ＜ 乳頭層／乳頭下層／網状層
- 2. ＿＿＿ 小体
- 3. ＿＿＿ 小体
- 7. ＿＿＿

解いてみよう！

問題 048 check ☐☐☐ 皮膚は、表皮、(8.　　　)、皮下組織の3層に分けられる。

問題 049 check ☐☐☐ 皮膚感覚には、痛覚・触(圧)覚・温覚・(9.　　　)がある。

問題 050 check ☐☐☐ 皮膚感覚で、一番多く分布しているのは、(10.　　　)である。

問題 051 check ☐☐☐ マイスネル小体の特殊受容体は、(11.　　　)を感知する。

問題 052 check ☐☐☐ 自由神経終末は、(12.　　　)を感知する。

問題 053 check ☐☐☐ ファーテル-パチニ小体の特殊受容体は、(13.　　　)を感知する。

問題 054 check ☐☐☐ 内臓以外の筋や関節などからの情報を感じ取るのが、(14.　　　)感覚である。

覚えておきたい基準値と語句

細胞と組織			
細胞	細胞の構成	核、細胞質	
	核の構成	核膜、染色体、核小体	
	細胞質の構成	ミトコンドリア、ゴルジ装置、小胞体、中心小体、リボソーム、リソソーム、細胞膜	
	細胞分裂	体細胞分裂（一般細胞）と減数分裂（生殖細胞）	
染色体	染色体の数	46本	
	DNA	構造：二重らせん構造、2本のポリヌクレオチド鎖	
		DNAの遺伝子情報からmRNAが作られること：転写	
	RNA	mRNA（メッセンジャーRNA）、tRNA（トランスファーRNA）、rRNA（リボソームRNA）	
		RNAの塩基配列に基づきアミノ酸がつながること：翻訳	
組織	種類	上皮組織	身体の表面や体内の腔所の内面をおおう組織
		支持組織	身体の支柱と各部の結合に働く組織
		筋組織	骨格筋・心筋・平滑筋
		神経組織	神経細胞（中枢神経と末梢神経）、神経膠細胞
	神経の分類	中枢神経	脳、脊髄
		末梢神経	運動神経、感覚神経、脳神経、脊髄神経、自律神経（交感神経・副交感神経）
		神経膠細胞（グリア細胞）	星状膠細胞（脳血液関門を作る）、希突起膠細胞（脳内神経の軸索に髄鞘をつくる）、小膠細胞（脳内で貪食作用を行う）

骨：全部で200余個。他に耳小骨3個、種子骨若干			
頭蓋骨 15種3個	脳頭蓋骨 （6種8個）	頭頂骨（2個）、側頭骨（2個）、前頭骨（1個）、後頭骨（1個）、蝶形骨（1個）、篩骨（1個）	
	顔面骨 （9種15個）	鼻骨（2個）、涙骨（2個）、下鼻甲介（2個）、上顎骨（2個）、頬骨（2個）、口蓋骨（2個）、下顎骨（1個）、鋤骨（1個）、舌骨（1個）	
	左右1対のもの （8種）	頭頂骨、側頭骨、鼻骨、涙骨、下鼻甲介、頬骨、上顎骨、口蓋骨	
	関節で連結するもの（1組）	側頭骨、下顎骨	
	泉門	大泉門の閉じる時期：生後約2年	
		小泉門の閉じる時期：生後約1〜6か月	
脊柱 32〜34個	頸椎（7個）、胸椎（12個）、腰椎（5個）、仙椎（5個）、尾椎（3〜5個） ＊仙椎と尾椎は成人で1個の仙骨、1個の尾骨となる		
胸郭	肋骨、胸椎、胸骨		
	肋骨	真肋（第1〜第7）、仮肋（第8〜第12）、浮遊弓肋（第11、第12）	
上肢骨 8種64個	鎖骨（1対）、肩甲骨（1対）、上腕骨（1対）、橈骨（1対）、尺骨（1対）、手根骨（8対：舟状骨、月状骨、三角骨、豆状骨、大菱形骨、小菱形骨、有頭骨、有鉤骨）、中手骨（5対）、指骨（3種28個：基節骨、中節骨、末節骨）		
	主な関節	肩関節、肘関節、手根中手関節、中手指節関節	
下肢骨 8種62個	寛骨（1対）、大腿骨（1対）、膝蓋骨（1対）、脛骨（1対）、腓骨（1対）、足根骨（7対：踵骨、距骨、舟状骨、立方骨、内側・外側楔状骨）、中足骨（5対）、足の指骨（3種28個）		
	骨盤（3種4個）	左右の寛骨（腸骨・坐骨・恥骨）、仙骨、尾骨	
	主な関節	股関節、膝関節、脛腓関節、距腿関節、足根中足関節、中足指節関節	

骨格筋：約400個、体重の約1/2、横隔膜に3つの孔（大動脈裂孔、食道裂孔、大静脈裂孔）がある		
形による分類	紡錘状筋、羽状筋、半羽状筋、括約筋、輪筋、二頭筋・三頭筋・四頭筋、二腹筋・多腹筋、鋸筋	
作用方向	屈曲と伸展、内転と外転、内旋と外旋、挙上と下制、括約と散大	
補助装置	筋膜、滑液包、腱鞘（滑液鞘）、種子骨、滑車	
頭部の筋	咀嚼筋	側頭筋、咬筋など（下顎神経の支配）
	表情筋	口輪筋、頬筋など（顔面神経の支配）
頸部の筋	広頸筋（顔面神経の支配） 胸鎖乳突筋（副神経の支配） 舌骨上筋群：顎二腹筋、オトガイ舌骨筋（下顎および顔面神経の支配） 舌骨下筋群（頸神経の支配） 後頸筋：前・中・後斜角筋など（頸神経の支配）	
背部の筋	浅背筋	僧帽筋、肩甲挙筋叢（副神経、頸神経、腕神経叢などの支配）
	深背筋	脊柱起立筋、後鋸筋など（脊髄神経後枝の支配）
胸部の筋	浅胸筋	大胸筋、小胸筋など（腕神経叢の支配）
	深胸筋	内肋間筋、外肋間筋（肋間神経の支配）
	横隔膜（横隔神経の支配）	
腹部の筋	前腹筋	腹直筋など（肋間神経の支配）
	後腹筋	腰方形筋（肋間神経の支配）
	側腹筋	内腹斜筋、外腹斜筋など（肋間神経の支配）
上肢の筋	上肢帯筋	三角筋など（腋窩神経の支配） 筋肉注射の対象
	上腕の筋	上腕二頭筋（筋皮神経の支配）、上腕三頭筋（橈骨神経の支配）
	前腕の筋	橈側手根屈筋、尺側手根屈筋（正中神経、一部尺骨神経、橈骨神経支配）
	手の筋	母指球の筋、小指球の筋など（正中神経、尺骨神経支配）
下肢の筋	下肢帯筋	腸腰筋（腰神経叢と大腿神経の支配）、大殿筋（上・下殿神経の支配）
	大腿筋	縫工筋、大腿四頭筋など（大腿神経の支配）、長・短内転筋など（閉鎖神経の支配）、大腿二頭筋など（坐骨神経の支配）
下腿の筋	下腿三頭筋（脛骨神経の支配） 前脛骨筋（深腓骨神経の支配） 長・短腓骨筋など（浅腓骨神経の支配）	
足の筋	短指伸筋、短母指伸筋など（深腓骨神経の支配） 母指球筋、小指球筋、中足筋など（脛骨神経の支配）	

循環器系		
心臓の重さ	体重の1/200	
総血液量	動脈血管系 15%、静脈血管系 64%、毛細血管系 5%、心臓 7%、肺 9%	
心拍数	小児	新生児 130〜145回/分、乳児 110〜130回/分、学童 80〜90回/分
	成人	男性 65〜72回/分、女性 70〜80回/分
1回心拍出量	約70mL（左右心室同じ量）	
心電図（ECG）	P波 心房興奮、QRS群 心室興奮、T波 心室興奮回復の差	
血流速度	大動脈 毎秒20〜50cm、大静脈 毎秒15〜20cm、毛細血管 毎秒0.05〜0.1cm	
血圧	収縮期（最大）血圧 110〜120mmHg、拡張期（最小）血圧 70〜80mmHg	
	高血圧	軽症 140/90mmHg、中等症 160/100mmHg、重症 180/110mmHg以上

血液		
血液量	体重の1/13〜1/12（6〜9%）	
pH	7.4±0.1（弱アルカリ性）	
比重	平均1.06（1.055〜1.066）	
赤血球	数	男性 約500（365〜605）万個/mm^3　女性 約450（350〜530）万個/mm^3
	寿命	120日

	ヘモグロビン量	男性 16(15～18)g/dL、女性 14(12～16)g/dL
	ヘマトクリット値	男性 45(38～54)%、女性 42(36～47)%
白血球	種類	好中球 60～70%、好酸球 1～4%、好塩基球 0.5%、リンパ球 20～25%、単球 4～8%
	数	4,000～9,000個/mm^3
	寿命	約10時間(成熟顆粒球)
血小板	数	30～50万個/mm^3
	寿命	10日前後
血液凝固の指標	凝固時間	5～14分(Lee-White法)
	出血時間	1～5分(Duke法)　　2～6分(IVY法)
	プロトロンビン時間(PT)	10～12秒
血糖の指標	血糖値	80～120mg/dL
	グリコヘモグロビン(HbA1c)	4.3～5.8%
血液型(日本人の場合)	ABO式	A型 40%、O型 30%、B型 20%、AB型 10%
	Rh式	Rh(＋) 99.3%、Rh(－) 0.7%
	白血球の型	HLA(ヒト白血球抗原)100種類以上で臓器移植の拒絶反応に関与
細胞内外のイオン		細胞内 Na$^+$とCl$^-$、細胞外 K$^+$とHPO$_4^{2-}$
生理食塩水の濃度		0.90%
リンゲル液の濃度		0.9%食塩水にカルシウムとカリウムを加える

呼吸器系

肺		左葉2葉、右葉3葉(容積比は8:10)　肺胞の面積：約90m^2
呼吸の指標	呼吸数	新生児 40～60回/分、乳児 30～40回/分、学童 20～30回/分、成人 12～20回/分
	1回換気量	約500mL
	肺活量(平均)	男性 3,500mL、女性 2,500mL
血液ガス		肺胞酸素分圧(PaO$_2$) 100mmHg、酸素飽和度(SaO$_2$) 94～99%、肺胞二酸化炭素分圧(PaCO$_2$) 40mmHg
気道	喉頭の長さ	約5cm
	気管の長さ	約10cm
	気管支の分岐	第4～5胸椎位
	右気管支	太くて短く3本に分岐。長さ2.5cm、太さ12～15mm
	左気管支	細くて長く2本に分岐。長さ5.0cm、太さ10～13mm

消化器系

消化管	全長約9m(上方40cm以外は、すべて腹腔内にある)		
	咽頭	約12cm	
	食道	約25cm	
	胃	容積 約1200mL	
	小腸	全長 6～7m、直径 4～6cm	
		十二指腸 約25cm	
	大腸	全長 1.5m、直径 6～8cm(盲腸は約5cm)	
		虫垂	5～6cm、直径0.5～1cm
		直腸	約20cm
肝胆膵	肝臓	重さ 1.0～1.5kg(体重の1/50)、左葉と右葉(尾状葉・方形葉がつく)　肝細胞2500億個(肝小葉50万個)	
	膵臓	長さ 約15cm、幅 約3～6cm、厚さ 約2～3cm、重さ 70～100g	
	胆嚢	長さ 約9cm、幅 約4cm、容量 30～50mL	
	総胆管	長さ 約3.5cm	

歯	乳歯		20本（切歯8本、犬歯4本、乳臼歯8本）	
	永久歯		32本（切歯8本、犬歯4本、小臼歯8本、大臼歯12本）	
消化液	タ＝タンパク質分解酵素　　糖＝糖質分解酵素　　脂＝脂肪分解酵素			
	唾液		分泌量 1.0〜1.5L/日、pH 6.4〜7.0 酵素 タ プチアリン	
	胃液		分泌量 1.5〜2.5L/日）、pH 1.0〜2.0 酵素 タ ペプシン、タ レンニン（凝乳酵素）	
	膵液		分泌量 0.5〜0.8L/日、pH 8.5 酵素 糖 アミロプシン、タ トリプシンとキモトリプシン、脂 ステアプシン	
	胆汁		分泌量 0.5〜0.8L/日、pH 胆管胆汁は7.8〜8.6、胆嚢胆汁は約7.2	
	腸液		分泌量 1.5〜3.0L/日、pH 7.0〜8.5 酵素 糖 マルターゼ、インベルターゼ、ラクターゼ、タ エレプシン、脂 リパーゼ	

泌尿器・生殖器系

泌尿器系	腎臓		大きさ 11×5.5cm（左が右よりやや大きく、高い位置にある）、重さ 120〜140g
		ネフロンの数	約200万個（両腎）
		糸球体濾過量	110mL/分
	膀胱	容積	約500mL
		膀胱への神経	骨盤神経（副交感神経）、下腹神経（交感神経）
	尿道		男性 16〜20cm、女性 3〜4cm
		尿道への神経	骨盤・下腹神経は内括約筋へ、陰部神経（脊髄神経）は外括約筋へ
	尿管		長さ 28〜30cm、太さ 約0.5cm
尿	成分		95%は水、5%が固形分（有機物［尿素・尿酸・クレアチニン・アンモニア］、無機物）
	排泄量		1,500〜2,000mL/日
	色		淡黄色透明（正常な場合）
	尿検査の指標	比重	1.012〜1.025
		pH	4.8〜7.5（変動するのが正常）
		尿素窒素（BUN）	8〜20mg/dL
		クレアチニン	0.5〜1.2mg/dL
		尿酸	3.0〜7.0mg/dL
		PSP試験	15分値：25%以上、2時間値：55%以上
生殖器系	男性生殖器	精巣	重さ 約10g、精子の長さ 0.05mm、精管の長さ 約50cm
		精索	長さ 約11.5cm、直径 0.5cm
		前立腺	長さ 約2.5cm、幅 約4cm、重さ 約20g
	女性生殖器	卵巣	重さ 5〜8g、長さ 3〜4cm、幅 2cm、卵子の直径 約0.02mm、卵管の長さ 7〜15cm
		子宮（非妊娠時）	全長 約7cm（体約4.5cm、頸約2.5cm）、幅 4cm、厚さ 2cm
		膣	長さ 7〜8cm
		月経	周期 25〜35日、月経量 15〜130mL

内分泌系（主なホルモン名は p104 を参照）

下垂体	重さ 0.5〜1.0g
甲状腺	重さ 20〜30g
上皮小体	重さ 40mg
副腎	重さ 5〜7g（皮質80%、髄質20%）
ランゲルハンス島	大きさ 50〜200μm（α細胞15%、β細胞70〜80%、δ細胞5%）

神経系			
中枢神経	脳		大脳、小脳、間脳、中脳、橋、延髄
	脊髄		頸髄、胸髄、腰髄、仙髄、尾髄
末梢神経	脳神経		12対（Ⅰ嗅神経、Ⅱ視神経、Ⅲ動眼神経、Ⅳ滑車神経、Ⅴ三叉神経、Ⅵ外転神経、Ⅶ顔面神経、Ⅷ内耳神経、Ⅸ舌咽神経、Ⅹ迷走神経、Ⅺ副神経、Ⅻ舌下神経）
	脊髄神経		31対（頸神経8対、胸神経12対、腰神経5対、仙骨神経5対、尾骨神経1対）
	自律神経		交感神経、副交感神経

感覚器系			
体性感覚	皮膚感覚：痛覚、圧・触覚、温覚、冷覚		
	皮膚	構造	表皮、真皮、皮下組織
		付属器	毛、爪、皮膚腺（脂腺、汗腺、乳腺）
		感覚点分布	痛点 100～200個/cm²、触点＋圧点 25個/cm²、温点 1～4個/cm²、冷点 2～13個/cm²
	痛覚		自由神経終末（感覚受容器は痛点、適応刺激は物理的刺激・化学的刺激）
	触覚		マイスネル小体、ルフィニ小体、メルケル小体（感覚受容器は触点、適応刺激は接触）
	圧覚		ファーテル-パチニ小体（感覚受容器は圧点、適応刺激は圧力）
	温覚		ルフィニ小体（感覚受容器は温点、適応刺激は高温）
	冷覚		クラウゼ小体（感覚受容器は冷点、適応刺激は低温）
特殊感覚	味覚：感覚受容器は味細胞、適応刺激は液体		
	種類		基本4種（甘味、苦味、塩味、酸味）、辛味、渋味
	味蕾の有無	味蕾を持つ乳頭	茸状乳頭、葉状乳頭、有郭乳頭
		味蕾を持たない乳頭	糸状乳頭
	味覚の神経		顔面神経、舌咽神経
	嗅覚：適応刺激は気体		
	においの感知		嗅上皮（鼻腔の最上部の鼻粘膜にある）
	嗅覚の神経		嗅神経
	視覚：感覚受容器は網膜、適応刺激は光		
	眼球	3層の膜	外膜 眼球線維膜：角膜・強膜 中膜 眼球血管膜、ブドウ膜：虹彩、毛様体、脈絡膜 内膜 眼球内膜：網膜（杆体細胞と錐体細胞）
		眼球内部	水晶体（レンズ）、硝子体、眼房水
		付属器	眼瞼（まぶた）、涙器（涙腺、涙嚢、鼻涙管など）、眼筋
	遠近調節		毛様体（毛様体筋と毛様小帯筋）と水晶体
	屈折異常		近視（凹レンズで補正）、遠視・老視（凸レンズで補正）、乱視（円柱レンズで補正）
	眼球運動	6つの眼筋	動眼神経支配 上直筋、下直筋、内側直筋、下斜筋 外転神経支配 外側直筋　　滑車神経支配 上斜筋
	眼反射		対光反射、輻輳反射、眼瞼反射、角膜反射
	聴覚：感覚受容器は蝸牛、適応刺激は音		
	構成	外耳	耳介、外耳道
		中耳	鼓膜、耳小骨（ツチ骨、キヌタ骨、アブミ骨）
		内耳	蝸牛管＝コルチ器
	平衡覚：感覚受容器は前庭と半規管、適応刺激は体の傾きと回転		
	半規管	体の回転を感じ取る	クプラ
	前庭	体の傾き（水平運動）	聴砂＝平衡砂

索 引

あ
足の骨 ... 30

い
胃 ... 86
遺伝 ... 12

え
栄養 ... 94

か
下肢骨 ... 29
下肢の筋 ... 38
下肢の静脈 ... 54
下肢の動脈 ... 50
下垂体 ... 108
——前葉ホルモン ... 103
ガス交換 ... 77
下腿の骨 ... 29
肩の骨 ... 24
関節の構造 ... 19
感覚系 ... 132
眼球 ... 136
肝臓 ... 92
肝・胆・膵 ... 92
間脳 ... 123

き
気道 ... 72
胸郭 ... 27
胸腔 ... 76
胸腹部の筋 ... 34
胸腹部の静脈 ... 55
胸腹部の動脈 ... 51
筋収縮のしくみ ... 41
筋組織 ... 15

筋肉系 ... 31
嗅覚 ... 133
嗅上皮 ... 133
橋 ... 123

け
頚部の筋 ... 33
血圧 ... 50
血液 ... 63
——型 ... 67
——凝固 ... 66
——の成分 ... 64
——のpH ... 69
血管の構造 ... 46
結合組織 ... 14
肩関節 ... 36
肩甲骨 ... 24

こ
交感神経 ... 128
口腔 ... 84
甲状腺 ... 110
高体温 ... 117
硬膜静脈洞 ... 53
呼吸器系 ... 71
呼吸調節 ... 79
呼吸運動 ... 80
股関節 ... 38
——の伸展と屈曲 ... 38
骨格 ... 18
——筋 ... 32
骨盤 ... 28

さ
細胞 ... 9
——の構造 ... 10

——分裂 ... 11

し
視覚 ... 136
脂質 ... 94
四肢の静脈 ... 54
膝関節 ... 39
——の伸展と屈曲 ... 39
循環器系 ... 43
消化管 ... 84
消化器系 ... 81
消化器のしくみ ... 82
消化酵素 ... 90
松果体 ... 107
上肢骨 ... 24
上肢の筋 ... 36
上肢の静脈 ... 54
上肢の動脈 ... 49
小腸 ... 88
上皮小体 ... 110
上皮組織 ... 13
静脈系 ... 52
上腕の骨 ... 24
上腕の内転と外転 ... 36
女性生殖器 ... 102
女性の性周期 ... 103
自律神経 ... 128
腎 ... 99
心音 ... 59
心臓 ... 44
神経細胞と情報伝達 ... 120
神経組織 ... 16
身体の方向を示す面 ... 8
身体の方向を示す線 ... 8
身体部位の名称 ... 6
心電図 ... 60

す

髄液循環	129
膵臓	93, 112
睡眠と休息	130

せ

正常心電図	60
生殖器系	97
精巣	114
———上体	114
脊髄神経	126
脊柱	26
舌	84
全身の静脈	52
全身の動脈	47
泉門	22

そ

足関節	40
———の背屈と底屈	40
組織	9
咀嚼筋	33

た

体液	63
———の組成	70
体温	115
———維持のしくみ	116
———曲線	117
———の熱放散	116
胎児循環	57
大腿の骨	29
大腸	89
大脳	122
体表の方向を示す線	8
男性生殖器	101
タンパク質	94

ち

聴覚	134
肘関節の運動	37

（次列）

———の屈曲と伸展	37
中枢神経	121
中脳	123

つ

椎骨	26

て

手の骨	25

と

頭蓋骨	22
頭頸部の筋	33
糖質	94
頭部の動脈	48
頭部の静脈	53
動脈系	47

な

内分泌腺の働き	106
内分泌系	105

に

尿のながれ	98

の

脳幹部	123
脳神経	124
———系	119
脳の構造	121
脳の発生	130
脳波	130

は

歯	84
肺	75
———気量	78
排尿のしくみ	100
排便	91
背部の筋	35
発汗	118

（次列）

発熱の症状	117

ひ

泌尿器系	98
ビタミン	96
皮膚感覚	138
表情筋	33

ふ

副交感神経	128
副腎	112
副鼻腔	74
腹膜後器官	83
不整脈波形	60

ほ

縫合	22
骨の構造	20
背部の筋	33

ま

末梢神経	124

み

味覚	132
耳	134
味蕾	132

め

免疫	68

も

門脈系	56

ら

ランゲルハンス島	111
卵巣ホルモン	103

り

リンパ系	58

- 表紙・カバーデザイン：ビーワークス
- 表紙・カバーイラスト：ウマカケバクミコ
- 本文イラスト：村上寛人、中村知史
- 本文レイアウト・DTP：広研印刷

プチナースBOOKS

書いて覚える解剖生理ワークブック

2016年1月25日	第1版第1刷発行	著 者	安谷屋　均
2025年5月15日	第1版第15刷発行	発行者	森山　慶子
		発行所	株式会社 照林社
			〒112-0002
			東京都文京区小石川2丁目3-23
			電話　03-3815-4921（編集）
			03-5689-7377（営業）
			https://www.shorinsha.co.jp/
		印刷所	大日本印刷株式会社

- 本書に掲載された著作物（記事・写真・イラスト等）の翻訳・複写・転載・データベースへの取り込み、および送信に関する許諾権は、照林社が保有します。
- 本書の無断複写は、著作権法上での例外を除き禁じられています。本書を複写される場合は、事前に許諾を受けてください。また、本書をスキャンしてPDF化するなどの電子化は、私的使用に限り著作権法上認められていますが、代行業者等の第三者による電子データ化および書籍化は、いかなる場合も認められていません。
- 万一、落丁・乱丁などの不良品がございましたら、「制作部」あてにお送りください。送料小社負担にて良品とお取り替えいたします（制作部 0120-87-1174）。

検印省略（定価はカバーに表示してあります）
ISBN978-4-7965-2367-7
©Hitoshi Adaniya/2016/Printed in Japan

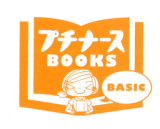

書いて覚える
解剖生理ワークブック
解答・解説編

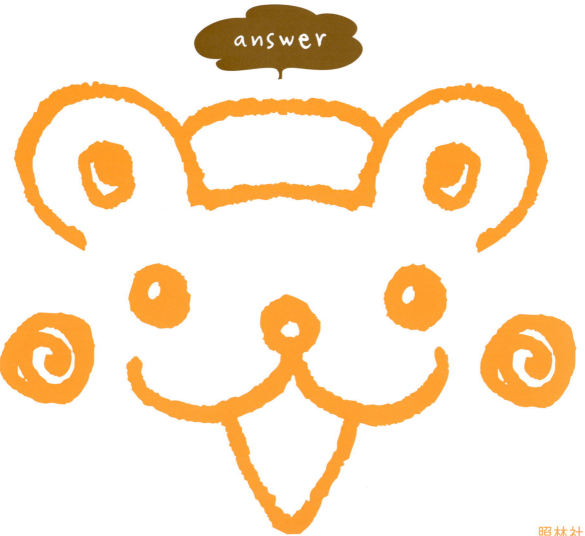

照林社

もくじ index 〈解答・解説編〉

PART 1	細胞・組織	1
PART 2	骨格系	8
PART 3	筋肉系	19
PART 4	循環器系	26
PART 5	血液・体液	39
PART 6	呼吸器系	47
PART 7	消化器系・代謝	54
PART 8	泌尿器系・生殖器系	69
PART 9	内分泌腺	76
PART 10	体温	84
PART 11	脳神経系	87
PART 12	感覚系	98

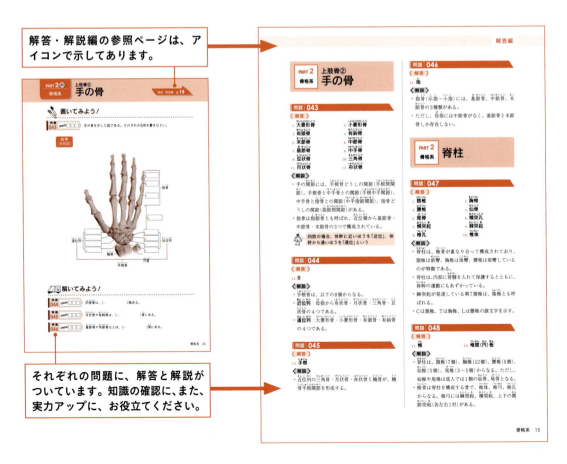

解答・解説編の参照ページは、アイコンで示してあります。

それぞれの問題に、解答と解説がついています。知識の確認に、また、実力アップに、お役立てください。

PART 1 細胞・組織 細胞① 細胞の構造

問題 001

解答
1. 微絨毛
2. リソソーム
3. ゴルジ装置
4. 中心小体
5. 小胞体
6. ミトコンドリア
7. 核小体

解説
- 多くの細胞は「細胞質」「核」で構成される。
- 微絨毛は、細胞膜の表面に見られる小さな突起である。
- 小胞体には、滑面小胞体(新しい膜をつくる)と粗面小胞体(タンパク質の受け渡しを行う)の2種類がある。
- ゴルジ装置は、粗面小胞体からタンパク質などを受け取り、細胞外へ分泌する。
- 中心小体は、細胞分裂(有糸分裂)時に働く。
- リソソームは酵素を含み、細胞に侵入した微生物などの異物を分解して細胞を守る。

問題 002

解答
8. 細胞質

解説
- 細胞質は、細胞膜と核を除く部分で、細胞質基質、細胞内小器官(ゴルジ装置、ミトコンドリア、中心小体、小胞体、リボソーム、リソソーム)を含む。

問題 003

解答
9. 核小体

解説
- 核には、遺伝情報をもつDNA(デオキシリボ核酸)がある。
- 核小体は核内にあり、RNA(リボ核酸)がある。

問題 004

解答
10. 脂質

解説
- 細胞膜は、リン脂質とタンパク質(イオンチャネル、運搬体タンパク質)からできている半透膜である。

> リン脂質は、脂肪酸とモノグリセリドにリン酸や糖が結びついたものをいう。イオンチャネルは、イオン(電子を帯びた原子や分子)を通すチャネル(通路)のことをいう。運搬体タンパク質は、特定の分子と結合して構造を変化させることで、膜の内外への運搬を行うタンパク質のことをいう

問題 005

解答
11. ミトコンドリア

解説
- ミトコンドリアは酸素貯蔵器官である。内部にあるクエン酸回路、電子伝達系などの反応により、酸素を使ってタンパク質・糖質・脂質を分解し、細胞に必要なエネルギー源であるATP(アデノシン三リン酸)を産生する。

> ミトコンドリアによるエネルギー産生(酸素を使って行われる)では、ATPが36単位つくられる。一方、細胞質が行う解糖系によるエネルギー産生(酸素を使わないで行われる)では、ATPを2単位しかつくることができない

問題 006

解答
12. リボソーム

解説
- リボソームは、タンパク質を合成する小器官である。
- リボソームは、mRNA(メッセンジャーRNA)の塩基配列に従ってアミノ酸を結合し、DNAがもつ遺伝情報に指定されたアミノ酸配列をもつタンパク質をつくる。

PART 1 細胞・組織
細胞② 細胞分裂

問題 007
解答
1. 中心小体
2. 核小体
3. 核膜
4. 染色体
5. 紡錘糸
6. 細胞質

解説
- 細胞は、細胞分裂によって増殖する。
- 細胞分裂には、多くの場合、周期があり、休止期(間期)と分裂期を繰り返している。

問題 008
解答
7. 体細胞

解説
- 減数分裂が行われるのは、生殖細胞の精細胞および卵細胞である。

■細胞分裂(精細胞)

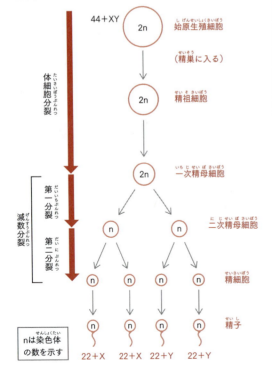

問題 009
解答
8. 23

解説
- ヒトの染色体は46本(常染色体44本、性染色体2本)である。精子および卵子の染色体は、減数分裂により、23本(常染色体22本、性染色体1本)である。
- 遺伝子の異常が性染色体(X染色体)上にあり、その発現様式が性別に連動して決まっているものを伴性遺伝病(通常、劣性遺伝を示す)という。代表的なものが、男性に発症する血友病である。
- 常染色体異常の代表的な疾患には、ダウン症候群(21トリソミー)、パトー症候群(13トリソミー)、エドワーズ症候群(18トリソミー)がある。
- その他、染色体異常の代表疾患として、ターナー症候群(45、X)、クラインフェルター症候群(47、XXY)などがある。

問題 010
解答
9. 外

解説
- 外胚葉に由来するのは、神経系の全般・表皮・感覚器の主部である。

問題 011
解答
10. 内

解説
- 内胚葉に由来するのは、消化器系・呼吸器系である。

問題 012
解答
11. 中

解説
- 中胚葉に由来するのは脊柱・泌尿器系である。

■胚葉

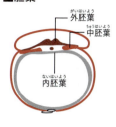
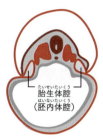

PART 1 細胞・組織
細胞③ 遺伝

問題 013
解答
1. DNA
2. 染色体
3. T
4. G
5. A
6. C

解説
- 細胞内で、分子が働くために必要な情報（遺伝情報）をもつ本体が、DNA（デオキシリボ核酸）である。

問題 014
解答
7. DNA

解説
- 遺伝子の本体は、染色体にあるDNAで、二重らせん構造をしている。DNAの情報をコピーするのがRNA（リボ核酸）で、1本の構造を示している。

問題 015
解答
8. 二重らせん

解説
- DNAは、2本のポリヌクレオチドの二重らせん構造をなしている。ポリヌクレオチドとは、有機塩基＋糖＋リン酸からなるヌクレオチドが多数結合したものである。

- DNAの情報をコピーするRNAは、1本の構造を示している。

問題 016
解答
9. T

解説
- DNAの塩基は、アデニン（A）、グアニン（G）、シトシン（C）、チミン（T）の4つ。このうち3つが1組となって、アミノ酸をコードする。

問題 017
解答
10. U

解説
- RNAの塩基は、アデニン（A）、グアニン（G）、シトシン（C）、ウラシル（U）の4つ。
- RNAの塩基配列に基づいてアミノ酸がつながることを翻訳という。

問題 018
解答
11. 転写

解説
- 転写とは、DNAがもつ塩基配列（遺伝情報）を核内でmRNA（メッセンジャーRNA）が写し取ることをいう。
- DNAの塩基とmRNAの塩基は、以下のように対応する。

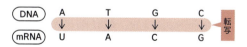

問題 019
解答
12. 翻訳

解説
- 翻訳とは、RNAの塩基配列に基づいてアミノ酸がつながることをいい、タンパク質が合成されることである。

問題 020

解答

13. ゲノム

解説

- 体細胞は、形と大きさが等しい相同染色体が対になって存在するため、2組のゲノムをもつこととなる。
- 生殖細胞の卵子と精子は、減数分裂により、相同染色体が異なるので、生殖細胞は新たな1組のゲノムをもつことになる。

■ゲノムと染色体

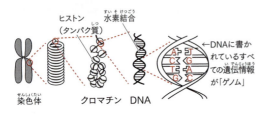

PART 1 細胞・組織
組織① 上皮組織

問題 021

解答

1. 単層扁平上皮
2. 単層立方上皮
3. 単層円柱上皮
4. 多列線毛上皮
5. 移行上皮
6. 重層扁平上皮

解説

- 上皮組織は、その構造によって「扁平上皮」「円柱上皮(単層円柱上皮、立方円柱上皮)」「線毛上皮」「移行上皮」に大きく分けられる。
- 扁平上皮：扁平形の細胞が連なるもの。単層扁平上皮(肺胞・腹膜・血管などにみられる)と、重層扁平上皮(皮膚、消化器、膣などにみられる)に分けられる。
- 円柱上皮：円柱形の細胞が連なるもの。胃・腸などにみられ、単層円柱上皮(円柱形のもの)と単層立方上皮(立方体に近いもの)に分けられる。
- 線毛上皮：線毛をもつ円柱上皮のこと。気管や気管支・精管・卵管・子宮などにみられる。
- 移行上皮：形が変わる(伸び縮みする)細胞が連なるもの。膀胱・尿管などにみられる。

問題 022

解答

7. 上皮

解説

- 上皮組織は、その機能によって「保護上皮」「吸収上皮」「感覚上皮」「腺上皮」に分けられる。
- 保護上皮：皮膚の表皮などにあり、内部を保護する役割をもつ。
- 吸収上皮：消化管の内表面や尿細管などにあり、水分・栄養分を吸収する役割をもつ。
- 感覚上皮：網膜、嗅上皮などにある。感覚細胞を含み、刺激を受け入れる役割をもつ。
- 腺上皮：外分泌腺(汗腺、胃腺)や内分泌腺(下垂体)などにある。分泌細胞(腺細胞)を含み、液を分泌する役割をもつ。

問題 023

解答

8. 保護上皮または被蓋上皮

解説

- 皮膚などの上皮組織は、外胚葉由来である。

問題 024

解答

9. 吸収上皮

解説

- 腸や気管の上皮組織は内胚葉由来、泌尿器・生殖器の上皮組織は中胚葉由来である。
- 胃・腸の粘膜は単層円柱上皮で構成されている。

問題 025

解答

10. 腺上皮または分泌上皮

解説

- 外分泌腺には、消化腺、皮脂腺、汗腺、乳腺、涙腺、気管支腺などがあり、導管をもつ。内分

泌腺には導管がない。
■外分泌腺と内分泌腺

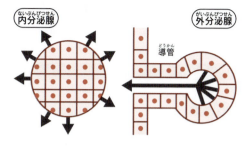

問題 026

解答
11. 感覚上皮

解説
- 感覚上皮は感覚細胞からなり、網膜には杆体細胞と錐体細胞、味覚には味細胞、嗅覚には嗅細胞、聴覚には聴細胞などがある。

PART 1 細胞・組織
組織② 結合組織

問題 027

解答
1. 骨　　2. 軟骨
3. 線維性結合または緻密結合
4. 疎性結合　　5. 脂肪

解説
- 結合組織は「疎性結合組織」「線維性結合組織（緻密結合組織）」「脂肪組織」に大別される。
- なお、「軟骨組織」と「骨組織」を結合組織ととらえる考え方もある（広義の結合組織＝支持組織）。
- 疎性結合組織：臓器の間質などにみられ、組織液を含む。
- 線維性結合組織：緻密結合組織ともいう。腱の組織などにみられ、膠原線維が主体である。
- 脂肪組織：脂肪細胞が集まったものである。

問題 028

解答
6. 支持

解説
- 結合組織の再生能力は、骨や軟骨などと同様で、比較的強い。ただし、その強さは、組織によって大きく異なる。
- **再生能力が強い**：真皮、結膜、骨、線維性結合組織、神経膠細胞、内分泌腺など。
- **再生能力が弱い**：横紋筋や平滑筋など。
- **再生能力なし**：心筋・脳・脊髄の神経組織など。
- 弾性線維が豊富であるのは、大動脈である。

問題 029

解答
7. 線維性結合

解説
- 線維性結合組織は、緻密結合組織とも呼ばれ、再生能力が強い。

問題 030

解答
8. 脂肪

解説
- 脂肪組織は、その部位により、皮下脂肪や内臓脂肪などと呼ばれる。

問題 031

解答
9. 軟骨

解説
- 軟骨組織は「硝子軟骨」「弾性軟骨」「線維軟骨」に分類される。
- **硝子軟骨**：肋軟骨や関節軟骨などにみられる半透明な軟骨である。
- **弾性軟骨**：耳介軟骨や鼻軟骨などにみられる黄色の不透明な軟骨である。
- **線維軟骨**：椎間板や恥骨結合などにみられる曲がりやすく強い軟骨である。

問題 032

解答

10. 骨

解説

- 骨組織は、骨細胞と骨基質からなる。骨基質には、緻密質と海綿質がある。
- 緻密質：骨の表面にみられる堅い組織。
- 海綿質：骨の内部にみられるスポンジ状の組織で、骨髄が含まれている。

PART 1 細胞・組織
組織③ 筋組織

問題 033

解答

1. 平滑筋
2. 骨格筋
3. 心筋

解説

- 平滑筋は、心臓以外の内臓壁を構成する不随意筋（意志で制御できない筋）で、横紋はない。
- 骨格筋は、骨に付着している随意筋（意志で制御できる筋）で、横紋がある。
- 心筋は、心臓壁を構成する不随意筋で、横紋がある。心筋は、自動性をもっている。

問題 034

解答

4. 心筋

解説

- 骨格筋と心筋は、横紋筋である。骨格筋は随意筋、心筋は不随意筋である。

問題 035

解答

5. 平滑

解説

- 腸管の筋肉や動・静脈の血管壁などは平滑筋で不随意筋である。

PART 1 細胞・組織
組織④ 神経組織

問題 036

解答

1. 樹状突起
2. 神経細胞体
3. 神経突起または軸索
4. 髄鞘

解説

- 神経組織は「神経細胞（ニューロン）」と「神経膠細胞（グリア細胞）」で構成されている。
- 神経細胞：樹状突起（他の神経細胞から情報を受け取って神経細胞体へ伝える）、神経細胞体（樹状突起から伝えられた情報を統合する）、軸索（神経細胞体で統合した情報に沿って発生した活動電位を伝える。神経突起ともいわれる）の3つで構成される。
- 神経膠細胞：中枢神経細胞の栄養・支援を行う細胞である。

問題 037

解答

5. ニューロン

解説

- 神経細胞（ニューロン）にある「突起」は、樹状突起と神経突起（軸索）を指す。

問題 038

解答

6. 神経細胞体

解説

- ニッスル小体は、神経細胞体の核の近くにある顆粒状の部分で、タンパク質をつくる。

問題 039

解答

7. シュワン

解説

- シュワン細胞は軸索を取り巻いて髄鞘を形成する。髄鞘をもつ神経を有髄神経といい、末梢神

経系（自律神経を除く）の大部分にみられる。

問題 040
解答
8. ランヴィエ絞輪

解説
- 髄鞘は、シュワン細胞が軸索を取り巻いて形成されている。
- 髄鞘をもつ神経を有髄神経という。有髄神経は、末梢神経系（自律神経を除く）の大部分にみられる。

有髄神経の場合、ランヴィエ絞輪の部分のみをインパルス（電気的刺激）が伝わっていく跳躍伝導が行われる

問題 041
解答
9. 神経膠またはグリア

解説
- グリア細胞（神経膠細胞）は中枢神経の支持、栄養、代謝などの役割を果たす。星状膠細胞（脳血液関門をつくる）、希突起膠細胞（脳内神経の軸索に髄鞘をつくる）、小膠細胞（脳内で貪食作用を行う）などがある。

MEMO

PART 2 骨格系 骨格

問題 001

解答

1. 頭蓋骨
2. 鎖骨
3. 肩甲骨
4. 胸骨
5. 上腕骨
6. 肋骨
7. 尺骨
8. 橈骨
9. 仙骨
10. 手根骨
11. 中手骨
12. 指骨
13. 寛骨
14. 大腿骨
15. 膝蓋骨
16. 脛骨
17. 腓骨
18. 足根骨
19. 中足骨

解説

- 全身には約200個の骨がある。
- 主な骨格には、頭蓋骨、体幹骨、上肢骨、下肢骨がある。
- 頭蓋骨は、15種23個の骨で構成されており、縫合をもつ。
- 体幹骨は、脊柱と胸郭からなる。脊柱は32～34個の骨から、胸郭は12対24個の肋骨・12個の胸椎・1個の胸骨からなる。
- 上肢骨は、8種64個の骨からなり、肩関節、肘関節、手根中手関節、中手指節関節がある。
- 下肢骨は、8種62個の骨からなり、股関節、膝関節、脛腓関節、距腿関節、足根中足関節、中足趾節間関節がある。
- 骨盤は、3種4個の骨からなる。

 成人の場合には、体幹の骨の骨髄で、造血が行われている
一方、小児の場合には、全身の骨の骨髄で、造血が行われている

問題 002

解答 ＊順不同

20. 頭蓋骨
21. 体幹骨
22. 上肢骨
23. 下肢骨

解説

- **頭蓋骨**：神経頭蓋（頭頂骨、側頭骨、前頭骨、後頭骨、蝶形骨、篩骨）と内臓頭蓋（鼻骨、涙骨、下鼻甲介、上顎骨、頬骨、口蓋骨、下顎骨、鋤骨、舌骨）からなる。
- **体幹骨**：脊柱（頸椎、胸椎、腰椎、仙椎、尾椎）、胸郭（肋骨[真肋、仮肋、浮遊肋骨]、胸椎、胸骨）からなる。
- **上肢骨**：鎖骨、肩甲骨、上腕骨、橈骨、尺骨、手根骨（舟状骨、月状骨、三角骨、豆状骨、大菱形骨、小菱形骨、有頭骨、有鈎骨）、中手骨、指骨（基節骨、中節骨、末節骨）からなる。
- **下肢骨**：寛骨、大腿骨、膝蓋骨、脛骨、腓骨、足根骨（踵骨、距骨、舟状骨、立方骨、内側・中間・外側楔状骨）、中足骨、指骨からなる。
- **骨盤**：左右の寛骨、仙骨、尾骨からなる。

 足の指骨のことを「趾骨」と区別して書くこともある

PART 2 骨格系 関節の構造

問題 003

解答

1. 関節窩
2. 関節腔
3. 滑膜
4. 線維膜
5. 骨膜
6. 関節軟骨
7. 関節頭

解説

- 関節は、運動形式によって、多軸性の球関節、2軸性の楕円関節と鞍関節、1軸性の蝶番関節と車軸関節に分けられる。

■関節の種類

球関節
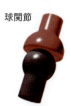

球関節のうち、特に関節窩が深くなっているものを「臼状関節」ともいう

楕円関節

鞍関節
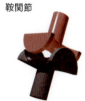

車軸関節

蝶番関節

問題 004

解答

8. 軟

解説

- 関節は、凸面をなす関節頭と、凹面をなす関節窩からなり、両関節面は関節軟骨でおおわれる。連結部は関節包に包まれ、両骨幹の間隙には関節腔がつくられる。

問題 005

解答

9. 滑

解説

- 関節包の内面は滑膜でできている。滑膜は結合組織性の皮膜で、一定の滑液を分泌し、関節運動を円滑にしている。

問題 006

解答

10. 関節半月

解説

- 関節半月は膝関節、関節円板は顎関節や胸鎖関節、関節唇は肩関節や股関節などにみられる。

問題 007

解答

11. 股

解説

- 球関節はあらゆる方向に運動する多軸性関節である。

問題 008

解答

12. 橈尺

解説

- 車軸関節は関節頭が環状をなし、関節窩内を車輪のように回転運動を行う。

問題 009

解答

13. 上腕骨

解説

- 肩関節は、肩甲骨の関節窩と上腕骨頭からなる典型的な球関節である。関節窩が浅いので、脱臼が起こりやすい。

問題 010

解答

14. 上腕骨

解説

- 肘関節は、腕尺関節（上腕骨と尺骨との間）、腕橈関節（上腕骨と橈骨との間）、橈尺関節（橈骨と尺骨との間）の3つの関節からなっている。

■肘関節

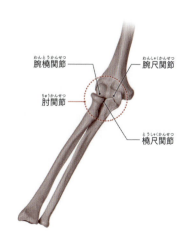

問題 011
◀解答▶
15. 脛骨

◀解説▶
- 膝関節は、大腿骨と脛骨との関節に、膝蓋骨が加わったものである。
- 膝関節は蝶番関節である。関節内には、前後の十字靱帯があって膝の過伸展を防いでいる。また、関節半月によって関節の動きを滑らかにしている。

問題 012
◀解答▶
16. 寛骨

◀解説▶
- 股関節は、寛骨臼と大腿骨頭からなる球関節である。関節包には、強靱な靱帯が付着し、股関節の運動を制限している。

 変形性股関節症や大腿骨頭壊死症、大腿骨頸部骨折に対しては、人工股関節置換術が行われる

問題 013
◀解答▶
17. 足根骨

◀解説▶
- 近位の距骨・踵骨と遠位の舟状骨・立方骨との間の関節をショパール関節（横足根関節）という。
- 遠位より足根骨（内側・中間・外側楔状骨・立方骨）と中足骨底（第1～5中足骨）でつくられる関節をリスフラン関節という。

 リスフラン関節が安定することで、足部が安定し、「足で蹴る」動作（走る、跳ぶ）がスムーズに行えるようになる
ショパール関節は、足のアーチ機能の維持や足底にかかる体重を分散する役割などをもつ

■ 足部の関節

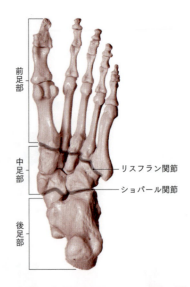

前足部／中足部／後足部／リスフラン関節／ショパール関節

PART 2 骨格系　骨の構造

問題 014
◀解答▶
1. 髄腔　　2. 骨端
3. 骨幹　　4. 骨単位
5. 骨膜　　6. シャーピー
7. ハバース　8. フォルクマン
9. 緻密質　10. 海綿質
11. 骨質

◀解説▶
- 骨の表層は骨膜に包まれており、外側の硬い緻密質と、内側のやわらかい海綿質からなる。ただし、関節面は骨膜をもたない。
- 骨の緻密質を構成する基本単位を「骨単位」という。骨単位は、ハバース管（骨の栄養血管）を取り巻く骨層板（骨組織が均一に層板状に並んだもの）によって構成される。
- 骨の成長は、骨端軟骨の増殖による。骨端線は、骨端部の骨化の進度に従って生じる線である。

問題 015

解答
12. 骨髄

解説
- 骨膜は骨の保護、成長に重要な役割をする。
- 骨は、表層にある緻密質、内部の海綿質からなる。
- 海綿質はスポンジ状で、造血作用を営む骨髄で満たされている。

問題 016

解答
13. カルシウム

解説
- 骨は、リン酸カルシウム、炭酸カルシウム、リン酸マグネシウム、膠原線維などの有機物などからなる。また、骨には、20～24％の水分が含まれている。
- 上皮小体ホルモン（パラソルモン）は骨から血液中へカルシウムを動員させ、甲状腺ホルモン（カルシトニン）はそれを抑制する。

問題 017

解答
14. フォルクマン

解説
- 骨の内部には、ハバース管（緻密質を縦に走る栄養血管）と、フォルクマン管（骨膜からの血管を横に導入する管）が交通している。

問題 018

解答
15. ハバース

解説
- ハバース管は骨膜からの血管を導入するフォルクマン管と交通する。

問題 019

解答
16. 骨髄

解説
- 骨髄では、血球成分がつくられる。
- 若年者の骨髄(特に椎骨、胸骨、肋骨、腸骨)は、血液に富んでいるので赤く見える(赤色骨髄)。
- 骨髄は、加齢(高齢者)とともに脂肪組織が増えて黄色く見え(黄色骨髄＝脂肪髄)、造血機能は衰えている。

問題 020

解答
17. 破骨

解説
- 骨吸収とは、骨のカルシウムを血中に放出することをいう。
- 上皮小体ホルモン（パラソルモン）は破骨細胞を刺激し、カルシウムを血中に放出し、血中カルシウム濃度を上昇させる。
- 加齢とともにカルシウムの摂取と吸収能が低下するため、骨吸収(骨カルシウム→血中)が促進されて骨量が減る。特に、女性の場合は閉経後、急速に減少する。

問題 021

解答
18. 上皮小体または副甲状腺

解説
- 骨破壊を抑制するホルモンは、カルシトニンである。

問題 022

解答
19. 骨端軟骨

解説
- 骨の成長は骨端軟骨の増殖による。骨端軟骨はやがて骨端部の骨化の進度に従って骨端線となる。したがって骨端軟骨と骨端線をX線で解剖学的に調査すれば、人類学的な骨年齢を判定できる。
- 骨におけるカルシウムの沈着と溶出とのバランスにより、血清カルシウム値が調節される。

問題 023
解答
20. コラーゲン

解説
- 軟骨の基質である膠原線維は、コラーゲンのタンパク質からなる。
- コラーゲンは結合組織、軟骨、靱帯などを構成する。
- 関節軟骨は、硝子軟骨に属する。

PART 2 骨格系　頭蓋骨

問題 024
解答
1. 側頭骨
2. 眼窩
3. 頭頂骨
4. 前頭骨
5. 冠状
6. 涙骨
7. 鼻骨
8. 頬骨
9. 上顎骨
10. オトガイ
11. 下顎骨
12. 鱗状
13. ラムダまたは人字
14. 後頭骨
15. 頬骨弓
16. 乳様
17. 茎状
18. 矢状
19. 大
20. 小

解説
- 頭蓋骨は15種23個の骨からなり、6種8個の骨からなる「神経頭蓋(脳頭蓋)」と、9種15個の骨からなる「内臓頭蓋(顔面頭蓋)」に分かれる。
- 神経頭蓋：頭頂骨(2個)、側頭骨(2個)、前頭骨(1個)、後頭骨(1個)、蝶形骨(1個)、篩骨(1個)からなる。
- 内臓頭蓋：鼻骨(2個)、涙骨(2個)、下鼻甲介(2個)、上顎骨(2個)、頬骨(2個)、口蓋骨(2個)、下顎骨(1個)、鋤骨(1個)、舌骨(1個)からなる。

■ 頭蓋底の構造

内頭蓋底

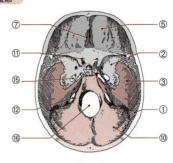

外頭蓋底

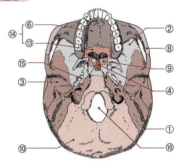

①頭頂骨　②蝶形骨　③側頭骨　④鋤骨　⑤前頭骨
⑥上顎骨　⑦篩骨　⑧頬骨　⑨下鼻甲介　⑩後頭骨
⑪トルコ鞍　⑫頸静脈孔　⑬口蓋骨　⑭硬口蓋
⑮卵円孔　⑯大孔

- 「縫合」とは、頭蓋骨の連結部分のことを指す。
- 主な縫合には、矢状縫合、冠状縫合、ラムダ(人字)縫合、鱗状縫合がある。

問題 025
解答
21. 後頭骨

解説
- 後頭骨は、大脳後頭葉と小脳を乗せる。

問題 026
解答
22. 蝶形

解説
- 蝶形骨の小翼と大翼がつくる裂孔を上眼窩裂といい、眼神経や動眼神経などが通る。
- 蝶形骨には、下垂体をおさめるトルコ鞍(鞍状

のくぼみ)がある。

■蝶形骨(上方から)

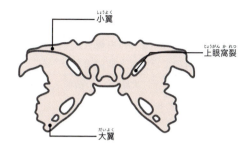

問題 027

解答

23. 大後頭孔

解説

- 大後頭孔は大孔とも呼ばれる。
- 大孔は脊柱管に連続しており、その周囲には延髄、椎骨動脈、副神経の脊髄根などが通っている。

問題 028

解答

24. 7

解説

- 眼窩を構成する骨は、前頭骨、上顎骨、頬骨、篩骨、涙骨、口蓋骨、蝶形骨の7種類である。

問題 029

解答

25. 蝶形骨洞

解説

- 副鼻腔は鼻腔を取り囲む骨内にある4種の空洞である。

問題 030

解答

26. 鼻道

解説

- 前頭洞は中鼻道、篩骨洞は中鼻道と上鼻道、蝶形骨洞は上鼻道に開口している。

問題 031

解答

27. 上顎洞

解説

- 上顎洞は、副鼻腔のなかで最も大きく、副鼻腔炎(いわゆる蓄膿症)を起こしやすい。

問題 032

解答

28. 下顎

解説

- オトガイ孔は、三叉神経やオトガイ動脈の通路である。

問題 033

解答

29. 大泉門

解説

- 大泉門(左右の頭頂骨と前頭骨の間)が閉鎖するのは、生後1年半〜2年ごろである。
- 小泉門(頭頂骨と後頭骨の間)は、生後6か月〜1年までに閉じる。
- 前側頭泉門は、生後約6か月ごろに閉じる。
- 後側頭泉門は、生後18か月ごろに閉じる。

問題 034

解答

30. 矢状

解説

- 新生児では、前頭骨と左右の頭頂骨の間に大泉門がみられる。

問題 035

解答

31. 側頭

解説

- 主な縫合には、鱗状縫合の他、矢状縫合(左右の頭頂骨の間)、冠状縫合(前頭骨と頭頂骨の間)、ラムダ(人字)縫合(頭頂骨と後頭骨の間)がある。

PART 2 骨格系 上肢骨① 肩・上腕の骨

問題 036

解答
1. 烏口突起
2. 肩峰
3. 肩甲棘
4. 外側縁
5. 下角
6. 上角
7. 上縁
8. 内側縁

解説
- 肩甲骨を背中側からみると、第2〜7肋骨の高さにある。
- 肩甲骨は、上腕骨とともに肩関節を構成する。
- 肩関節は、球関節（多軸性で3次元の方向に自由に動く）である。

問題 037

解答
9. 烏口

解説
- 肩甲骨で触知できるのは、肩甲棘、肩峰、烏口突起である。
- 烏口突起は、筋や靱帯の付着部位となる。

問題 038

解答
10. 上腕骨

解説
- 上肢の骨として、上腕部に上腕骨、前腕部に橈骨と尺骨がある。

問題 039

解答
11. 橈骨

解説
- 橈骨は、尺骨に平行し、母指側にある。

問題 040

解答
12. 上腕

解説
- 上腕骨は、上肢の骨のうち最も長くて重い。上端の上腕骨頭で肩甲骨と肩関節をつくる。
- 上腕骨は、隆起部（大結節、小結節）、頸（外科頸、解剖頸）をもつ。

■上腕骨

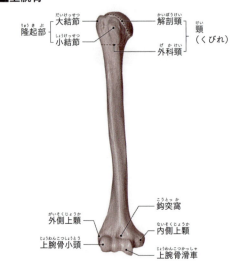

問題 041

解答
13. 橈

解説
- 尺骨の後上方の突起部に肘頭、前方に鈎状突起がある。

問題 042

解答
14. 上腕

解説
- 上腕骨の外科頸は、骨折しやすい部位として知られている。

PART 2 骨格系 上肢骨② 手の骨

問題 043

解答
1. 大菱形骨
2. 小菱形骨
3. 有頭骨
4. 有鈎骨
5. 末節骨
6. 中節骨
7. 基節骨
8. 中手骨
9. 豆状骨
10. 三角骨
11. 月状骨
12. 舟状骨

解説
- 手の関節には、手根骨どうしの関節（手根間関節）、手根骨と中手骨との関節（手根中手関節）、中手骨と指骨との関節（中手指節関節）、指骨どうしの関節（指節間関節）がある。
- 指骨は指節骨とも呼ばれ、近位側から基節骨・中節骨・末節骨の3つで構成されている。

 四肢の場合、体幹に近いほうを「近位」、体幹から遠いほうを「遠位」という

問題 044

解答
13. 8

解説
- 手根骨は、以下の8個からなる。
- **近位列**：母指から舟状骨・月状骨・三角骨・豆状骨の4つである。
- **遠位列**：大菱形骨・小菱形骨・有頭骨・有鈎骨の4つである。

問題 045

解答
14. 手根

解説
- 近位列の三角骨・月状骨・舟状骨と橈骨が、橈骨手根関節を形成する。

問題 046

解答
15. 指

解説
- 指骨（示指～小指）には、基節骨、中節骨、末節骨の3種類がある。
- ただし、母指には中節骨がなく、基節骨と末節骨しか存在しない。

PART 2 骨格系 脊柱

問題 047

解答
1. 頸椎
2. 胸椎
3. 腰椎
4. 仙骨
5. 尾骨
6. 横突孔
7. 横突起
8. 棘突起
9. 椎孔
10. 椎体

解説
- 脊柱は、椎骨が重なり合って構成されており、頸椎は前彎、胸椎は後彎、腰椎は前彎しているのが特徴である。
- 脊柱は、内部に脊髄を入れて保護するとともに、体幹の運動にもあずかっている。
- 棘突起が発達している第7頸椎は、隆椎とも呼ばれる。
- Cは頸椎、Tは胸椎、Lは腰椎の頭文字を示す。

問題 048

解答
11. 椎
12. 椎間（円）板

解説
- 脊柱は、頸椎（7個）、胸椎（12個）、腰椎（5個）、仙椎（5個）、尾椎（3～5個）からなる。ただし、仙椎や尾椎は成人では1個の仙骨、尾骨となる。
- 椎骨は脊柱を構成する骨で、椎体、椎弓、椎孔からなる。椎弓には棘突起、横突起、上下の関節突起（各左右1対）がある。

問題 049
解答
13. 椎間

解説
- 上下の椎体の間には、椎間板(椎間円板)という線維軟骨がある。
- 椎体の関節は、上下関節突起にある。
- 椎間孔からは、脊髄神経が31対出ている。

問題 050
解答
14. 軸

解説
- 環椎と軸椎で車軸関節(環軸関節)をつくり、頭蓋の回転運動の基礎をなす。

問題 051
解答
15. 1　　16. 2

解説
- 第1頸椎には椎体がなく、全体が環状となっているため、環椎と呼ばれる。
- 軸椎は、第1頸椎の椎体が第2椎体に融合したものである。歯突起をもつことから軸椎と呼ばれる。

問題 052
解答
17. 椎骨

解説
- 左右の椎骨動脈は、第6頸椎以上の横突孔を貫いて上行し、大後頭孔(大孔)を通って頭蓋腔内に入り、左右が合して1本の脳底動脈となる。

問題 053
解答
18. 12

解説
- 脊柱は、頸椎、胸椎、腰椎、仙椎(成人では1個の仙骨)、尾椎(成人では1個の尾骨)からなる。

PART 2 骨格系　胸郭

問題 054
解答
1. 胸骨柄　　2. 胸骨体
3. 剣状突起　4. 肋硬骨
5. 肋軟骨　　6. 真肋
7. 仮肋

解説
- 胸郭は、12対の胸椎、12対の肋骨、1個の胸骨からなる。
- 胸骨角とは、胸骨柄と胸骨体が結合した部位のことで、第2肋骨がつく位置である。胸骨角は、前方に突出していて、体表から触れることができる。
- 左右の肋骨弓がつくる角を「胸骨下角」という。

 腹部の触診をするときに、肝臓下縁の目印となるのが「右の肋骨弓」である

問題 055
解答
8. 胸

解説
- 胸骨は、胸骨柄、胸骨体、剣状突起からなる。

問題 056
解答
9. 仮肋

解説
- 第1～7肋骨の肋軟骨は、直接胸骨と結合するので、真肋と呼ばれる。
- 第8～12肋骨は、肋軟骨が直接胸骨に結合しないので、仮肋と呼んでいる。
- また、第11肋骨と第12肋骨は、先端が浮遊しているので、浮肋(浮遊肋骨)とも呼ばれる。

 肋間は、「肋骨と肋骨の間」を指す

解答編

PART 2 骨格系　骨盤

問題 057
解答
1. 腸骨
2. 恥骨
3. 坐骨
4. 寛骨
5. 仙腸
6. 仙骨
7. 閉鎖孔

解説
- 骨盤は、仙骨、尾骨、左右の寛骨からなる。
- 骨盤は、大骨盤（分界線の上方）と小骨盤（分界線の下方）に分けられる。
- なお、膀胱などが位置する骨盤腔は、小骨盤に囲まれた空間を指す。

問題 058
解答
8. 坐骨

解説
- 寛骨は腸骨、坐骨、恥骨の3つの骨が癒合したものである。

 左右の腸骨稜を結んだ線を「ヤコビー線」という。ヤコビー線は、腰椎穿刺時の指標となる線である

問題 059
解答
9. 骨盤

解説
- 一般的に骨盤というときは、小骨盤（骨盤全体で、分界線より下方の部分）を指す。分界線より上方を大骨盤といい、小骨盤の周りの広い部分を示す。
- 骨盤腔には膀胱、前立腺、子宮、卵管、卵巣および直腸などの内臓がある。骨盤腔は、男性は狭く漏斗状、女性は広く円筒形である。

PART 2 骨格系　下肢骨① 大腿・下腿の骨

問題 060
解答
1. 大腿骨
2. 膝蓋骨
3. 脛骨
4. 腓骨
5. 足根骨
6. 中足骨
7. 指骨

解説
- 下肢は、大腿部（大腿骨）、下腿部（腓骨・脛骨・膝蓋骨）、足部（足根骨・中足骨・指骨）からなる。

問題 061
解答
8. 大腿骨

解説
- 大腿骨は、ヒトの骨のなかで、もっとも長い長管状骨である。
- 大腿骨の上端部の外上側方に大転子、内下後側方に小転子があり、多くの筋肉付着部位である。
- 大腿骨（大腿骨頭）は、寛骨（寛骨臼）と股関節をつくる。

■股関節

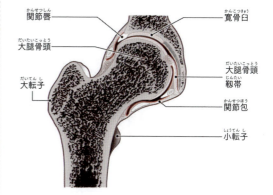

問題 062

解答
9. 膝蓋骨

解説
- 膝蓋骨は、大腿四頭筋腱のなかにできた種子骨である。
- 種子骨は、腱と骨の摩擦を少なくする役割をもつ。

■膝関節

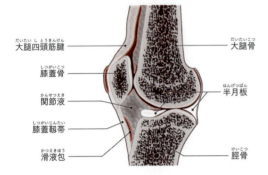

問題 063

解答
10. 脛骨

解説
- 脛骨は下腿の内側にある太い大きな骨である。
- 脛骨の下端は、内側方向に肥厚突出して内果（うちくるぶし）をつくる。
- 外果（そとくるぶし）は腓骨の下端、外側方向にある。

■脛骨

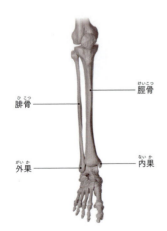

PART 2 下肢骨② 足の骨
骨格系

問題 064

解答
1. 末節骨　　2. 中節骨
3. 基節骨　　4. 中足骨
5. 楔状骨　　6. 舟状骨
7. 立方骨　　8. 距骨
9. 踵骨　　　10. ショパール

解説
- 距骨は、脛骨の下端と距腿関節をつくる。
- 踵骨の後端にある突出した部分（踵骨隆起）には、アキレス腱が付着する。
- 母指には中節骨がなく、基節骨と末節骨からなる。

問題 065

解答
11. 7

解説
- 足根骨は、踵骨、距骨、舟状骨、立方骨、内側・中間・外側楔状骨の7個からなる。
- 踵骨と立方骨は外側列に、その他は内側列に属する。

問題 066

解答
12. 舟状骨

解説
- 遠位列は舟状骨、内側・中間・外側楔状骨、立方骨からなる。

PART 3 筋肉系 骨格筋

問題 001

解答

1. 前頭筋
2. 眼輪筋
3. 側頭筋
4. 咬筋
5. 口輪筋
6. 上腕筋
7. 上腕二頭筋
8. 三角筋
9. 僧帽筋
10. 胸鎖乳突筋
11. 大胸筋
12. 前鋸筋
13. 外腹斜筋
14. 腹直筋
15. 大腿四頭筋
16. 後頭筋
17. 広頚筋
18. 上腕三頭筋
19. 広背筋
20. 腕橈骨筋
21. 中殿筋
22. 大殿筋
23. 大腿二頭筋
24. 腓腹筋

解説
- ほとんどの筋は、骨から始まり、関節を越えた別の骨に停止する。骨格筋の両端は腱となる。

問題 002

解答

25. 心筋
26. 平滑筋

解説
- 骨格筋と心筋は横紋筋であるが、骨格筋は随意筋、心筋は不随意筋である。
- 平滑筋は内臓筋とも呼ばれ、不随意筋で持続的収縮をもつが疲労しにくい。
- 平滑筋は単核の細胞、骨格筋は多核の細胞からなる。

問題 003

解答

27. 40

解説
- 骨格筋には、紡錘状筋、二頭筋、多腹筋、羽状筋、三角筋など、さまざまな形がある。

問題 004

解答

28. 筋原

解説
- 筋原線維はサルコメア（筋節）と呼ばれる単位の繰り返しからできている。明帯と暗帯があり、しま模様にみえる。

PART 3 筋肉系 頭頚部の筋

問題 005

解答

1. 眼輪筋
2. 皺眉筋
3. 鼻根筋
4. 鼻筋
5. 口輪筋
6. 口角挙筋
7. 前頭筋
8. 大頬骨筋
9. 笑筋
10. 後頭筋
11. 頬筋
12. 咬筋
13. 胸鎖乳突筋
14. 側頭筋
15. 外側翼突筋
16. 内側翼突筋

解説
- 頭部の骨格筋は、下顎を動かす咀嚼筋群と、顔面の皮膚を動かす表情筋群が代表的である。
- 頚部の筋は、浅層の筋（広頚筋、胸鎖乳突筋）と、深層の筋（前・後頚部の筋群）に分かれる。

問題 006

解答

17. 咀嚼筋

解説
- 咀嚼筋は、側頭筋、咬筋、内側翼突筋、外側翼突筋からなる。三叉神経の支配を受けている。

問題 007

解答

18. 舌骨

解説
- 舌骨に付く筋である舌骨上筋群と舌骨下筋群

は、開口運動に大きくかかわる。

問題 008
解答
19. 咀嚼筋

解説
- 内・外側翼突筋は蝶形骨から起こり、下顎骨に停止する。

問題 009
解答
20. 顔面

解説
- 表情筋は、顔面の骨から起こり、皮膚に停止する皮筋である。
- 表情筋には数種類の筋があり、すべて顔面神経（第7脳神経）の支配を受ける。

問題 010
解答
21. 眼輪筋

解説
- 閉眼は、眼輪筋によってのみなされる。

眼輪筋が麻痺すると、常に瞼が開いた状態となるため、兎眼（充血）がみられる
↑
顔面神経麻痺の徴候

問題 011
解答
22. 前頭筋

解説
- 開眼は、前頭筋によってなされる。

前頭筋が麻痺すると、額にしわを寄せられなくなる
↑
顔面神経麻痺の徴候

問題 012
解答
23. 側頭骨

解説
- 胸鎖乳突筋は、側頭部の強大な筋である。頭や首の運動に関与し、副神経（第Ⅺ脳神経）や頸神経叢（脊髄神経）の支配を受ける。

PART 3 筋肉系　胸腹部の筋

問題 013
解答
1. 胸鎖乳突筋　2. 三角筋
3. 大胸筋　4. 前鋸筋
5. 腹直筋　6. 縫工筋
7. 鎖骨下筋　8. 小胸筋
9. 外腹斜筋　10. 内腹斜筋
11. 腹横筋

解説
- 胸部の筋は、深胸筋と浅胸筋に分けられる。

問題 014
解答
12. 大胸筋

解説
- 大胸筋は、鎖骨・胸骨から起こり、上腕骨の大結節稜に停止する。

問題 015
解答
13. 食道

解説
- 横隔膜は、肋間筋とともに主要な呼吸筋である。
- 大動脈裂孔には大動脈・胸管、食道裂孔には食道・迷走神経が通る。

問題 016
解答
14. 肋間

解説
- 呼吸筋として知られる肋間筋は、深胸筋の1つで、肋間神経によって支配されている。
- 肋間筋は左右11対の肋間隙を埋める筋で、外

肋間筋と内肋間筋がある。呼吸運動（胸式呼吸）の主要筋で、肋間神経の支配を受ける。
- 横隔膜は腹式呼吸の主要筋で、横隔神経の支配を受ける。

問題 017
解答
15. 腹直筋

解説
- 前腹筋である腹直筋は、3～4条の腱画をもち、白線によって左右に区切られている。
- 腹直筋は、体幹（脊柱）の前屈に働く。

問題 018
解答
16. 外腹斜筋

解説
- 鼠径靱帯は、恥骨（恥骨結合上縁）と上前腸骨棘との間にある靱帯で、体幹と大腿の境界をつくる。
- 外腹斜筋の停止部位の腱膜が肥厚した部位が鼠径靱帯である。

PART 3 筋肉系　背部の筋

問題 019
解答
1. 僧帽筋　　2. 三角筋
3. 棘下筋　　4. 広背筋
5. 外腹斜筋　6. 中殿筋
7. 大殿筋　　8. 胸鎖乳突筋
9. 頭板状筋　10. 肩甲挙筋
11. 大菱形筋　12. 脊柱起立筋
13. 下後鋸筋

解説
- 背部の筋は、上肢の運動にかかわる「浅背筋」と、姿勢・呼吸にかかわる「深背筋」に大別される。

問題 020
解答
14. 僧帽筋

解説
- 僧帽筋は、後頭骨・頸椎・胸椎から始まり、肩甲骨と鎖骨に停止する。

 僧帽筋の緊張や、胸鎖乳突筋の緊張は、努力呼吸のサインとして知られている

問題 021
解答
15. 脊柱起立筋

解説
- 脊柱起立筋は、深背筋の最大の固有背筋で、腸肋筋、最長筋、棘筋からなる。脊柱起立筋は、脊柱の運動や姿勢保持に働く。
- 固有背筋は、板状筋・脊柱起立筋・横突棘筋からなる。

PART 3 筋肉系　上肢の筋①　肩関節の運動

問題 022
解答
1. 三角筋　　2. 大胸筋
3. 広背筋

解説
- 三角筋は上腕の外転、大胸筋と広背筋は上腕の内転を行う。

問題 023
解答
4. 三角筋

解説
- 三角筋は、肩甲骨と鎖骨から起こり、上腕骨に停止する。

PART 3 筋肉系 上肢の筋② 肘関節の運動

問題 024
解答
1. 上腕筋　2. 上腕二頭筋
3. 上腕三頭筋

解説
- 上腕二頭筋と上腕筋は肘関節の屈曲、上腕三頭筋は肘関節の伸展を行う。

上腕二頭筋には筋頭が2つ、上腕三頭筋には筋頭が3つあるため、そのように呼ばれている

問題 025
解答
4. 上腕二頭筋

解説
- 上腕二頭筋は、前腕の屈曲・回外を行う。
- 上腕二頭筋は、起始部が肩甲骨（長頭は関節上結節、短頭は烏口突起）で、停止部が橈骨である。
- 上腕二頭筋は、筋皮神経に支配されている。

問題 026
解答
5. 上腕三頭筋

解説
- 上腕三頭筋は、前腕の伸展を行う。
- 上腕三頭筋は、起始部が肩甲骨（長頭）と上腕骨（外側頭・内側頭）で、停止部が尺骨（肘頭）である。
- 上腕三頭筋は、橈骨神経に支配されている。

PART 3 筋肉系 下肢の筋① 股関節の運動

問題 027
解答
1. 腸腰筋　2. 大殿筋
3. 中殿筋　4. 内転筋群

解説
- 腸腰筋（腸骨筋と大腰筋）は股関節の屈曲、大殿筋は股関節の伸展を行う。
- 内転筋群は股関節の内転（股を閉じる）、中殿筋は股関節の外転（股を開く）を行う。

問題 028
解答
5. 腸腰筋

解説
- 腸腰筋は、腸骨筋と大腰筋からなり、大腿神経に支配される。

問題 029
解答
6. 大殿筋

解説
- 大殿筋は、股関節の伸展に関与し、下殿神経に支配されている。

問題 030
解答
7. 坐骨

解説
- 坐骨神経は人体最大の末梢神経である。大殿筋の下を通って大腿屈側を降り、膝窩に達する。坐骨神経は、大腿屈筋群を主に支配している。

椎間板ヘルニアや脊柱管狭窄症などによって、坐骨神経が圧迫されることで生じる殿部・大腿後面・下腿後面の痛みやしびれのことを、坐骨神経痛という

問題 031

解答
8. 中殿筋

解説
- 中殿筋は、腸骨から始まり、大腿骨大転子で停止する。
- 股関節の外転(上殿神経支配)は中殿筋と小殿筋が、内転(閉鎖神経支配)は大内転筋・短内転筋・長内転筋が行う。
- 中殿筋は、小殿筋と協力し、歩行・姿勢保持に特に重要である。

PART 3 筋肉系
下肢の筋② 膝関節の運動

問題 032

解答
1. 大腿四頭筋   2. 大腿二頭筋

解説
- 大腿二頭筋は膝関節の屈曲、大腿四頭筋は伸展を行う。

問題 033

解答
3. 大腿四頭筋

解説
- 膝蓋腱反射は、脊髄反射の1つで、その中枢は第2~4腰髄にある。

■膝蓋腱反射

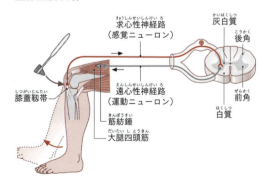

問題 034

解答
4. 大腿四頭筋

解説
- 大腿四頭筋は、4頭をもつ大型の筋で、腸骨・大腿骨体から始まり、共同の膝蓋靱帯(膝蓋腱)となり、膝蓋骨を経て脛骨で停止する。
- 膝蓋靱帯は、膝蓋腱反射の検査に用いられる。

問題 035

解答
5. 大腿二頭筋

解説
- 大腿二頭筋の長頭は坐骨結節、短頭は大腿骨から始まり、腓骨で停止する。
- 大腿の屈筋群として、大腿二頭筋、半腱様筋、半膜様筋があり、ハムストリングとも呼ばれ、膝関節の屈曲(坐骨神経支配)を行う。

PART 3 筋肉系
下肢の筋③ 足関節の運動

問題 036

解答
1. 前脛骨   2. 下腿三頭
3. 踵骨またはアキレス

解説
- 足の背屈(伸展)は前脛骨筋、底屈(屈曲)は下腿三頭筋が行う。

問題 037

解答
4. 下腿三頭筋

解説
- 下腿三頭筋は下腿の屈筋群で、腓腹筋(浅層)とヒラメ筋(深層)からなり、脛骨神経に支配される。

 術後の下腿三頭筋の痛みは、DVT(深部静脈血栓)の徴候として知られる

問題 038

解答

5. ヒラメ筋

解説

- ヒラメ筋と腓腹筋（2頭）を合わせて下腿三頭筋という。下腿三頭筋には、足の底屈（つま先を下げ、踵を上げる）作用がある。

問題 039

解答

6. 踵骨 または アキレス

解説

- ヒラメ筋と腓腹筋の腱を合して強靱なアキレス腱（踵骨腱）となる。
- アキレス腱（踵骨腱）は、脛骨神経に支配され、足関節を底屈させる。アキレス腱が断裂すると足底側に屈曲できなくなる。

問題 040

解答

7. 前脛骨筋

解説

- 前脛骨筋は下腿の伸筋群で深腓骨神経、下腿三頭筋は脛骨神経に支配される。足の内反（足底を内側に向ける）にも関与している。

PART 3 筋肉系
筋収縮のしくみ

問題 041

解答

1. アセチルコリン
2. カルシウム
3. アクチン
4. ミオシン
5. ADP
6. 乳酸
7. クレアチン
8. 単収縮 または 攣縮
9. 不完全強縮
10. 完全強縮

解説

- 神経末端からアセチルコリンが放出されると、筋小胞体からカルシウムイオンが放出され、ATPが分解されてエネルギーが生じる。このエネルギーを使ってアクチンをミオシンの間に滑り込ませ、筋収縮が行われる
- 筋のエネルギー供給には、解糖と呼吸（クエン酸回路・電子伝達系反応）とによるATP合成がある。筋肉には、多量のATPを蓄積しておくことができないので、安静時には多量につくられたATPのエネルギーとリン酸がクレアチンに転移し、化学的に安定なクレアチンリン酸が合成される。
- 1回だけ刺激を加えると、1回だけ収縮し、元へ戻ることを単収縮（攣縮）という。刺激の回数を増していくと強い収縮（不完全強縮）が起こり、さらに回数を増すと完全強縮が生じる。

問題 042

解答

11. ミオシン

解説

- 筋収縮には、等尺性収縮（筋の長さを変えない収縮）と、等張性収縮（筋の長さが変わる収縮）がある。

問題 043

解答

12. カルシウム

解説

- 筋収縮のエネルギーは、ATP（アデノシン三リン酸）の分解によって供給される。

問題 044

解答

13. 強

解説

- 骨格筋が行うのは、常に強縮である。

問題 045

解答

14. 伝導

解説

- 収縮性：刺激が加わると筋原線維の働きによっ

て骨格筋が収縮する。
- **弾性**：骨格筋は力を加えると引き延ばされ、力を抜くと元の状態へ戻る。
- **興奮性**：刺激（興奮）が伝わると反応して骨格筋が収縮する。
- **伝導性**：刺激が筋細胞（筋線維）の一部分に伝えられると、その筋細胞（筋線維）の全体に興奮が伝わる。

問題 046
解答
15. 乳酸

解説
- 筋肉中に乳酸が蓄積されると、筋疲労が起こる。乳酸は血中に放出され、肝などでグリコーゲンに再合成される。

問題 047
解答
16. 等尺

解説
- 等尺性収縮は、筋の長さを変えない収縮で、姿勢を維持するときに主に行われる。

問題 048
解答
17. 等張

解説
- 起始部と停止部が近づく収縮のことを、等張性収縮と呼ぶ。等張性収縮は、体を動かすときに主に行われる。

問題 049
解答
18. 速筋

解説
- 速筋は白筋とも呼ばれる。ミオグロビンは少なく、グリコーゲンが多いのが特徴である。
- 遅筋は赤筋とも呼ばれる。ミオグロビンやミトコンドリアが多いこと、速筋と比べて毛細血管が多く酸素供給量が豊富であるのが特徴である。

問題 050
解答
19. 二頭筋腱

解説
- 二頭筋腱反射の（反射）中枢は、第5頸髄にある。

PART 4 循環器系 心臓

問題 001

解答
1. 大動脈
2. 上大静脈
3. 肺動脈
4. 肺静脈
5. 右心房
6. 右心室
7. 下大静脈
8. 左心房
9. 左心室
10. 僧帽または左房室
11. 三尖または右房室
12. 冠(状)動脈
13. 前室間
14. 回旋

解説
- 心臓は、横隔膜の上、左右の肺の間に位置する。
- 心底部(上部の大血管が出入りする部分)は胸骨右縁・第2肋間の高さ、心尖部(左下方の前胸壁に接する部分)は胸骨左縁・第5肋間の高さである。
- 心臓の弁は、4つある。右心房と右心室の間は三尖弁(右房室弁)、左心房と左心室の間は僧帽弁(左房室弁)、右心室と肺動脈の間は肺動脈弁、左心室と大動脈の間は大動脈弁と呼ばれている。
- 左冠(状)動脈は回旋枝と前室間枝、右冠(状)動脈は後室間枝へとつながる。

問題 002

解答
15. 3

解説
- 心臓壁は、心内膜・心筋層・心外膜の3層からなる。

問題 003

解答
16. 心筋

解説
- 心筋細胞の間には介在板が存在し、細胞間の電気抵抗が少ないので、興奮は心臓全体に広がる。
- 刺激伝導系(洞結節・房室結節・ヒス束・脚・プルキンエ線維)は特殊心筋細胞からなる。

問題 004

解答
17. 肺静脈

解説
- 心臓の右心房に入る上・下大静脈、そして右心室から出る肺動脈は、いずれも静脈血である。
- 一方、肺から左心房に入る肺静脈、そして左心室から出る大動脈は、いずれも動脈血である。
- 循環経路は、肺動脈(静脈血)→肺→肺静脈(動脈血)→左心房である。

問題 005

解答
18. 冠(状)

解説
- 冠(状)動脈は、心臓に酸素・栄養を供給する血管で、大動脈から分岐する。冠(状)動脈は左右各1本ある。
- 心拍出量の約5〜10%は、冠(状)動脈へ供給される。

問題 006

解答
19. 冠(状)

解説
- 冠(状)静脈血管は、右心房の冠(状)静脈洞口に開く。

問題 007

解答
20. 右心房

解説
- 右心房は、上下の大静脈を受ける。

問題 008

解答
21. 左心室

解答編

> 解説
- 大循環(全身に血液を送り出す)は左心室から、肺循環(肺に送り出す)は右心室から始まる。

問題 009
> 解答
22. 大動脈洞またはバルサルバ洞

> 解説
- 大動脈洞(バルサルバ洞)から、左右に冠(状)動脈が分岐する。

問題 010
> 解答
23. 僧帽

> 解説
- 左心房と左心室の間にある僧帽弁(左房室弁)は、2枚の弁からできている。

問題 011
> 解答
24. 肺動脈

> 解説
- 肺動脈は、右心室から肺にいく血管である。

問題 012
> 解答
25. 腱索

> 解説
- 大動脈弁と肺動脈弁には、腱索が付着していない。
- 大動脈弁狭窄や肺動脈弁狭窄では、収縮期雑音が聴取される。
- 大動脈弁性の音は、大動脈領域(第2肋間胸骨右縁)でよく聴取される。
- 肺動脈弁性の音は、肺動脈領域(第2肋間胸骨左縁)とエルブの領域(第3肋間胸骨左縁)でよく聴取される。

 肺動脈弁と大動脈弁は、3枚のポケット状の弁で構成されており、「半月弁」と呼ばれている

PART 4 循環器系 血管の構造

問題 013
> 解答
1. 外膜　　2. 中膜
3. 内膜　　4. 内皮細胞
5. 静脈

> 解説
- 動脈壁と静脈壁は、内膜・中膜・外膜の3層からなる。
- 毛細血管は内皮細胞のみで構成される。

問題 014
> 解答
6. 3

> 解説
- 動脈は中膜が厚く、静脈は弁を有するのが特徴である。

問題 015
> 解答
7. 中

> 解説
- 動脈血管の特徴は、中膜が特に厚いことである。

問題 016
> 解答
8. 弁

> 解説
- 静脈には、逆流を防ぐ弁が備わっているのが特徴である。これは、骨格筋の収縮(筋肉ポンプ作用)により、心臓に血液を返すためである。

 筋ポンプ作用が働かない状況(運動不足など)は、静脈のうっ滞を引き起こし、DVT(深部静脈血栓症)の要因となる

問題 017
解答
9. 単または1

解説
- 毛細血管は、細動脈と細静脈の間を結ぶ血管で、内皮細胞のみでできている。

問題 018
解答
10. 吻合

解説
- 吻合とは、毛細血管を通らず、血管と血管がつながることをいう。
- 動静脈吻合は、毛細血管を経ずに動脈と静脈が吻合するもので、指尖部や陰茎に多くみられる。

問題 019
解答
11. 肝臓

解説
- 脳、肺、腎臓、脾臓、肝臓および心臓などにみられる吻合のない動脈を終動脈という。

PART 4 循環器系 動脈系① 全身の動脈

問題 020
解答
1. 浅側頭動脈 2. 顔面動脈
3. 総頸動脈   4. 腕頭動脈
5. 鎖骨下動脈 6. 腋窩動脈
7. 上腕動脈   8. 橈骨動脈
9. 膝窩動脈   10. 足背動脈
11. 総腸骨動脈 12. 内腸骨動脈
13. 外腸骨動脈 14. 大腿動脈

解説
- 全身の動脈血管は、上行大動脈→大動脈弓→胸大動脈→総腸骨動脈に移行する。
- 脈拍触知は、一般的に、上腕動脈(肘のあたり)、橈骨動脈(手首のあたり)で行う。

PART 4 循環器系 動脈系② 頭部の動脈

問題 021
解答
1. 前大脳動脈 2. 中大脳動脈
3. 後大脳動脈 4. 鎖骨下動脈
5. 腕頭動脈   6. 前交通動脈
7. 後交通動脈 8. 脳底動脈
9. 内頸動脈   10. 外頸動脈
11. 椎骨動脈   12. 総頸動脈

解説
- 脳へ行く動脈血管は、左内頸動脈・右内頸動脈と、椎骨動脈である。
- 内頸動脈から枝分かれした前大脳動脈・中大脳動脈、椎骨動脈から枝分かれした後大脳動脈、前交通動脈と後交通動脈は、大脳動脈輪(ウィリス動脈輪)を形成し、脳を走行する動脈のどこか1か所に障害が発生した場合でも、血行が保持されるようなしくみをなしている。

問題 022
解答
13. 外頸

解説
- 外頸動脈は、浅側頭動脈、顔面動脈、顎動脈などに分枝していく。

問題 023
解答
14. 椎骨

解説
- 脳への血流は、左右の内頸動脈・椎骨動脈を通して行われる。

問題 024

解答
15. 大脳

解説
- 左中大脳動脈は、左脳の前頭葉、側頭葉、頭頂葉などの皮質に栄養を供給している。ここに梗塞があると右方麻痺となる。
- 右中大脳動脈は、右脳の前頭葉後部や頭頂葉前部の運動野などに栄養を供給している。ここに梗塞があると、左方麻痺となる。
- 前大脳動脈は、前頭葉連合野(判断・思考・感情など)などに栄養を供給している。ここに梗塞があると、判断・思考・感情などに障害が生じる。

■ウィリス動脈輪

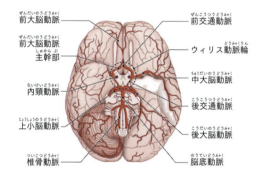

問題 025

解答
16. 脳底

解説
- 脳底動脈は、後頭葉、小脳、橋などに栄養を供給している。ここに梗塞があると、視覚・左右運動麻痺・呼吸などに障害が生じる。

問題 026

解答
17. 脳底

解説
- 左右の椎骨動脈は、第1〜6頸椎の横突孔を貫いて上行し、大孔を通って頭蓋腔内に入り、左右の椎骨動脈が合して1本の脳底動脈となる。

PART 4 循環器系
動脈系③ 上肢の動脈

問題 027

解答
1. 鎖骨下動脈
2. 腋窩動脈
3. 上腕動脈
4. 橈骨動脈
5. 尺骨動脈
6. 掌側指動脈

解説
- 鎖骨下動脈は、腋窩に入って腋窩動脈となり、大胸筋の下部から上腕動脈となって、肘窩で橈骨動脈(母指側)と尺骨動脈(小指側)に分岐し、主に手掌で吻合して深掌動脈弓・浅掌動脈弓を形成する。
- 深掌動脈弓と浅掌動脈弓からは、掌側指動脈が送られている。

問題 028

解答
7. 腋窩

解説
- 腋窩動脈は、第1肋骨の外側縁から大胸筋の下縁までの部分であり、その先は上腕動脈となる。

問題 029

解答
8. 橈骨

解説
- 上腕動脈は、上腕二頭筋の内側を通って肘窩で橈骨動脈と尺骨動脈に分かれる。
- 脈拍触知は、一般的に、上腕動脈と橈骨動脈で行う。

 以下に、「血圧クイックチェック法」を示す。下記の動脈で脈拍が触知できた場合の血圧(めやす)である。
- 橈骨動脈 > 80mmHg
- 大腿動脈 > 70mmHg
- 頸動脈 > 60mmHg

PART 4 循環器系 動脈系④ 下肢の動脈

問題 030

解答
1. 大腿動脈
2. 膝窩動脈
3. 前脛骨動脈
4. 足背動脈
5. 外腸骨動脈
6. 後脛骨動脈
7. 腓骨動脈
8. 底側指動脈
9. 底側中足動脈
10. 足底動脈

解説
- 総腸骨動脈は、内腸骨動脈と外腸骨動脈に分岐する。
- 内腸骨動脈は骨盤内臓や骨盤壁・大腿に向かう複数の枝に分かれ、外腸骨動脈は大腿動脈を経て膝窩動脈となって前脛骨動脈・後脛骨動脈・腓骨動脈に分かれる。その後、前脛骨動脈は足背動脈に、後脛骨動脈は内側足底動脈と外側足底動脈に分岐する。

問題 031

解答
11. 内腸骨

解説
- 内腸骨動脈は、総腸骨動脈から分かれて直腸動脈・膀胱動脈・子宮動脈・精管動脈に分岐する。

問題 032

解答
12. 膝窩

解説
- 外腸骨動脈は、鼠径靱帯の下を通過して大腿動脈となる。
- 大腿動脈は、膝の後面に回って膝窩動脈となり、前脛骨動脈（下腿の前面を走行して足背動脈となる）、後脛骨動脈（内側・外側足底動脈となる）、腓骨動脈（下腿外側部を走行する）の3本に分岐する。

問題 033

解答
13. 足背

解説
- 足背動脈では、脈拍が触知される。

PART 4 循環器系 動脈系⑤ 胸腹部の動脈

問題 034

解答
1. 総肝動脈
2. 腹大動脈
3. 胸大動脈
4. 腹腔動脈
5. 腎動脈

解説
- 大動脈弓から続く胸大動脈は、第4胸椎から食道の左側を下降して横隔膜の大動脈裂孔に至り、やがて腹大動脈となる。
- 胸大動脈の主要枝は、肋間動脈（胸壁を養う動脈）、食道動脈（胸部内臓に向かう細い動脈）、数本の気管支動脈（肺や気管支を養う動脈）である。
- 胸大動脈から続く腹大動脈は、脊柱に沿って第4腰椎の前面まで下降する。
- 腹大動脈の主要枝は、腹腔動脈（胃、肝臓、脾臓に分布する動脈）、上腸間膜動脈（十二指腸〜横行結腸に分布する動脈）、下腸間膜動脈（下行結腸〜直腸上部に分布する動脈）、腎動脈（腎臓に入る動脈）、卵巣動脈（卵巣に入る動脈）あるいは精巣動脈（精巣に入る動脈）などである。

問題 035

解答
6. 冠（状）

解説
- 心臓の栄養血管である冠（状）動脈は、大動脈の基部（大動脈弁の真上）から左右1本ずつ出ている。
- 右冠（状）動脈は、右心室の後壁で、後室間枝

として下降する。
- 左冠(状)動脈は、すぐに、前室間枝(前壁)と回旋枝(側壁)に分かれる。左冠(状)動脈が閉塞すると、前壁梗塞をきたす。

 左回旋枝の閉塞は側壁梗塞、右冠(状)動脈の閉塞は下壁梗塞といわれる

問題 036
解答
7. 腕頭

解説
- 腕頭動脈は、動脈弓から最初に分岐する動脈血管で、人体の右側を走行する。

問題 037
解答
8. 鎖骨下

解説
- 腕頭動脈が右総頸動脈と右鎖骨下動脈に分かれる位置は、右胸鎖関節位の後方である。

問題 038
解答
9. 食道

解説
- 食道動脈は、食道に分布する。

問題 039
解答
10. 気管支

解説
- 肺の栄養血管は気管支動脈、肺の機能血管は肺動脈と肺静脈である。

問題 040
解答
11. 腎

解説
- 腹大動脈は、大動脈裂孔から第4腰椎体の前面までである。

問題 041
解答
12. 脾

解説
- 腹腔動脈は胃・肝臓・脾臓に、上腸間膜動脈は十二指腸〜横行結腸に、下腸間膜動脈は下行結腸〜直腸上部に分布する。
- 腎動脈は腎臓に、卵巣動脈は卵巣に、精巣動脈は精巣に入る。

PART 4 循環器系
静脈系① 全身の静脈

問題 042
解答
1. 腕頭静脈　2. 鎖骨下静脈
3. 腋窩静脈　4. 上腕静脈
5. 外腸骨静脈　6. 大腿静脈
7. 内頸静脈　8. 上大静脈
9. 下大静脈　10. 総腸骨静脈
11. 内腸骨静脈

解説
- 全身の血管は「心臓の左心室→大動脈→大動脈から分かれた種々の動脈→毛細血管→心臓に血液を戻す種々の静脈→上大静脈と下大静脈」からなる。
- 静脈は、動脈と併走することが多いが、皮静脈(橈側皮静脈、尺側皮静脈、肘正中皮静脈など)は動脈と離れた部位を走行している。
- ちなみに、皮静脈は、静脈採血を行う部位である。

 内頸静脈と鎖骨下静脈は、CVカテーテル挿入時に用いられる

PART 4 循環器系 静脈系② 頭部の静脈

問題 043

解答
1. 上矢状静脈洞
2. 下矢状静脈洞
3. 海綿静脈洞
4. 直静脈洞
5. 後頭静脈洞
6. 横静脈洞
7. 錐体静脈洞
8. S状静脈洞

解説
- 上矢状静脈洞と直静脈洞（下矢状静脈洞が合流する）は、後頭部の静脈洞交会で合流して左右の横静脈洞に分かれた後、頭蓋底でS状静脈洞（海綿静脈洞や錐体静脈洞が合流する）に続き、内頸静脈へ入る。

問題 044

解答
9. 硬膜静脈

解説
- 脳の静脈血の大半は硬膜静脈洞に注ぎ、S状静脈洞から内頸静脈に入り、心臓に戻る。

PART 4 循環器系 静脈系③ 四肢の静脈

問題 045

解答
1. 橈側皮静脈
2. 尺側皮静脈
3. 肘正中皮静脈
4. 前腕正中皮静脈
5. 大伏在静脈
6. 小伏在静脈

解説
- 手背静脈網の母指側→上肢の外側を上行→鎖骨下で腋窩静脈に入るのが、橈側皮静脈である。
- 手背静脈網の小指側→上肢の内側を上行→上腕下部1/3で上腕静脈に入るのが、尺側皮静脈である。
- 橈側皮静脈と尺側皮静脈は、肘窩にある肘正中皮静脈で連絡している。
- 足背静脈網→内果の前方→下腿・大腿の内側を上行→鼠径靱帯直下で大腿静脈に入るのが「大伏在静脈」、外果の後方→下腿外側を上行→膝窩で膝窩静脈に入るのが「小伏在静脈」である。

問題 046

解答
7. 肘正中

解説
- 肘正中皮静脈は、正中神経の真上に位置する。そのため、この部位から静脈採血を行う際には、貫通させないよう注意が必要である。

問題 047

解答
8. 上腕

解説
- 橈側皮静脈は、手背静脈網の母指側から始まり、上肢の外側を上行し、鎖骨下で腋窩静脈に入る。
- 尺側皮静脈は、手背静脈網の小指側から始まり、上肢の内側を上行し、上腕下部1/3で上腕静脈に入る。

問題 048

解答
9. 大腿

解説
- 大伏在静脈は足背静脈網などに始まる下肢最大の皮静脈で、内果の前から内側に沿って上行し、大腿静脈に流入する。
- 小伏在静脈は、足の外側部で静脈網から起こり、外果の後を通って下腿外側を上行し、膝窩静脈に流入する。

大腿静脈は、内頸静脈とともに、スワン-ガンツカテーテルの挿入部位として一般的に使用されている

PART 4 循環器系 静脈系④ 胸腹部の静脈

問題 049

解答
1. 腕頭静脈
2. 鎖骨下静脈
3. 腋窩静脈
4. 総腸骨静脈
5. 内頸静脈
6. 上大静脈
7. 下大静脈
8. 奇静脈
9. 半奇静脈

解説
- 上半身の静脈血は、上大静脈に集められて右心房へ戻る。下肢や腹部からの静脈血は、下大静脈に集められて右心房に戻る。
- 上大静脈と下大静脈を結ぶ大きな側副循環路が奇静脈系である。

問題 050

解答
10. 上大静脈

解説
- 上大静脈は、上半身の静脈血を心臓の右心房に戻す。左右の腕頭静脈は、右第1肋間胸骨縁の後方で合してできる。
- 左鎖骨下静脈に胸管、右鎖骨下静脈に右リンパ本幹がそれぞれ流れ込む。

問題 051

解答
11. 奇静脈

解説
- 奇静脈系（奇静脈、半奇静脈・副半奇静脈）は、縦隔や胸壁からの血液を還流する静脈血管で、上・下大静脈を結ぶ大きな側副循環路である。
- 奇静脈は、上行腰静脈の続きとして、脊柱の右側の静脈（肋間静脈、腰静脈、食道の静脈など）を受け、上大静脈に注ぐ。
- 半奇静脈は、上行腰静脈の続きとして脊柱の左側を走行する。脊柱の左側の肋間静脈などは半奇静脈として第9胸椎位で奇静脈に合流する。さらに左側の上位には副半奇静脈が奇静脈に合流する。

問題 052

解答
12. 総腸骨

解説
- 一般に、下大静脈は脊椎の右側を走行している。

問題 053

解答
13. 右心房

解説
- 下大静脈は下肢・腹部からの静脈血を右心房に流入する血管である。

問題 054

解答
14. 総腸骨

解説
- 左右の総腸骨静脈は、第5腰椎で合流して下大静脈となる。
- 総腸骨静脈は総腸骨動脈の後方を走行している。

PART 4 循環器系 門脈系

問題 055

解答
1. 上腸間膜静脈
2. 脾静脈
3. 下腸間膜静脈

解説
- 門脈は、胃・腸・膵臓・脾臓などから静脈血を集め、肝臓に運搬する血管の総称である。

食道静脈瘤は、肝硬変などによる門脈圧亢進によって生じた側副血行路（シャント）により、圧力がかかったことで生じる

問題 056

解答
4. 脾

解説
- 上腸間膜静脈は十二指腸～横行結腸の静脈を、下腸間膜静脈は下行結腸～直腸上部の静脈を受ける。脾静脈は脾臓・胃・膵臓の静脈を受ける。
- 下腸間膜静脈は、脾静脈に入ることが多い。

PART 4 循環器系 胎児循環

問題 057

解答
1. 卵円孔
2. 下大静脈
3. 臍動脈
4. ボタロー
5. アランチウス
6. 臍静脈

解説
- 臍静脈内の血液は、胎児の体内で、一部は門脈に、残りは静脈管（アランチウス管）を経て下大静脈に入り、右心房→卵円孔を通って左心房に至る。
- 上大静脈から右心房に入った血液は、右心室から動脈管（ボタロー管）を通って大動脈弓に入り、内腸骨動脈で2本の臍動脈に分かれ、胎児の体外に出る。

問題 058

解答
7. ボタロー

解説
- ボタロー管（動脈管）は、大動脈と肺動脈の間を通して下行大動脈に抜ける管である。

問題 059

解答
8. アランチウス

解説
- アランチウス管（静脈管）は、門脈と下大静脈の間にある胎児循環に特徴的な管である。

問題 060

解答
9. 臍動脈

解説
- 臍動脈（2本）は、胎盤に血液を送る血管で、静脈血が流れている（酸素飽和度が最も低い）。
- 臍静脈（1本）は、胎児に血液を送る血管で、動脈血が流れている（酸素飽和度が最も高い）。

問題 061

解答
10. 卵円孔

解説
- 胎児循環では、右心房からの血流は、卵円孔（右心房と左心房の心房中隔に開いている孔）を通って左心房に流入する。
- 胎児循環で特徴的なのは、動脈管（ボタロー管）、静脈管（アランチウス管）、卵円孔、臍帯動静脈などである。

PART 4 循環器系 リンパ系

問題 062

解答
1. 右リンパ本幹
2. 右気管支縦隔リンパ本幹
3. 胸管
4. 乳び槽
5. 左頸リンパ本幹
6. 左鎖骨下リンパ本幹
7. 腸リンパ本幹
8. 左腰リンパ本幹
9. 脾門
10. 赤脾髄
11. 脾洞
12. 白脾髄

解説
- 脾臓は、腹腔の左上部にある。動脈・静脈が出入りする部位を脾門、リンパ球を再生する部位を白脾髄、血球を破壊する部位を赤脾髄という。
- 健常成人のリンパ流入量は約2～3L/日である。

- ちなみに、リンパの流れは動脈と逆方向で、リンパ管には弁があるのが特徴である。

問題 063

解答
13. 胸管

解説
- 胸管は、全長約35〜40cmで、両側下半身・左上半身のリンパを集めるリンパ管の総本幹であり、10〜20個の弁膜を有する。胸管が静脈角（左鎖骨下静脈）へ流入する開口部付近は、リンパ節（頸リンパ節）が多数密集している。この部位は、「ウイルヒョウのリンパ節」と呼ばれ、がんなどの転移の際に腫脹をきたすので、臨床上重要な部位である。

問題 064

解答
14. 右リンパ本幹

解説
- 右の頭頸部・上肢・胸部は右リンパ本幹に合流する。

■リンパの流れ

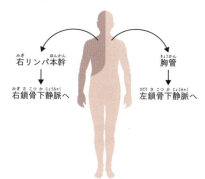

問題 065

解答
15. 鎖骨下

解説
- 主リンパ管には胸管と右リンパ本幹があり、それぞれ鎖骨下静脈との合流点（静脈角）へ流入する。

PART 4 循環器系　血圧と心音

問題 066

解答
1. 大動脈弁
2. 三尖弁
3. 肺動脈弁
4. エルプ
5. 僧帽弁

解説
- 大動脈弁狭窄や肺動脈弁狭窄では、収縮期雑音が聴取される。
- なお、大動脈弁性の音はエルプの領域と僧帽弁領域、大動脈弁領域、肺動脈弁性の音はエルプの領域と肺動脈弁領域でよく聴取される。

問題 067

解答
6. 房室弁

解説
- Ⅰ音は、僧帽弁・三尖弁の閉鎖音と大動脈弁・肺動脈弁の開放音の4つで構成されている。
- 心尖部で最も大きく聞こえる。

問題 068

解答
7. 半月

解説
- Ⅱ音は、半月弁（大動脈弁と肺動脈弁）の閉鎖音で、心基部で最も大きく聞こえる。
- 大動脈弁狭窄や肺動脈弁狭窄では、収縮期雑音が聴取される。

問題 069

解答
8. 収縮

解説
- Ⅰ音は心室収縮時に聞こえる音、Ⅱ音は心室拡張時に聞こえる音である。

問題 070
解答
9. R

解説
- Ⅰ音は、心室収縮時に聞こえる音である。

問題 071
解答
10. 脈圧

解説
- 脈圧の基準値は40〜50mmHgである。
- 脈圧は、甲状腺機能亢進症・鉄欠乏性貧血・大動脈の広範囲な粥状硬化症などで増大し、本態性高血圧などで減少する。

問題 072
解答
11. 平均

解説
- 平均血圧の基準値は、男性90〜110mmHg、女性80〜110mmHgである。

問題 073
解答
12. 140

解説
- 血圧の基準値は130〜139/85〜89mmHgである。収縮期血圧・拡張期血圧の一方もしくは両方が基準値を外れていれば、異常とみなす。
- 加齢とともに、収縮期血圧は上昇(動脈壁は加齢とともに弾性が低下するためである)するが、拡張期血圧は低下する。
- 高血圧は、糖尿病の合併症として、また、クッシング症候群の症状としても出現する。

問題 074
解答
13. 本態性

解説
- 高血圧は、本態性高血圧症(原因不明のもの)、二次性高血圧症(腎性高血圧、内分泌性高血圧など)に分類される。

問題 075
解答
14. 橈骨

解説
- 体表から脈拍を触れやすい動脈は、浅側頭動脈、総頸動脈、橈骨動脈、膝窩動脈、大腿動脈、足背動脈である。

PART 4 循環器系 心電図

問題 076
解答
1. P
2. Q
3. R
4. S
5. T

解説
- 心臓には収縮と弛緩を繰り返す自動性がある。収縮は刺激伝導系による電気的収縮後に行われる。
- P波は心房の興奮、PQ時間は房室伝導時間(興奮が心房からプルキンエ線維に伝わる時間)、QRS波は心室の興奮、STは心筋の興奮極期、T波は心室収縮の回復を示す。

問題 077
解答
6. 洞性徐脈
7. 心室(性)期外収縮
8. 心室細動

解説
- 洞性徐脈や心室(性)期外収縮は、すぐに心停止となる可能性は少ない。
- 心室細動は、心停止を引き起こす可能性があるため、除細動が必要である。

問題 078

解答

9. 洞(房)結節

解説

- 洞(房)結節は、上大静脈が右心房に注ぐ部分にある特殊心筋線維の集まりで、ペースメーカーとしての役割を果たすことから、ペースメーカー細胞ともいわれる。

■刺激伝導系

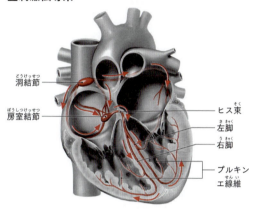

洞結節
房室結節
ヒス束
左脚
右脚
プルキンエ線維

問題 079

解答

10. 洞(房)結節

解説

- 洞(房)結節からの興奮は、房室結節→ヒス束→左右の脚→プルキンエ線維(刺激伝導系)を経由して心室全体に達する。

問題 080

解答

11. 自律

解説

- 心臓は交感神経と副交感神経(迷走神経)により、心拍数や収縮力が調節されている。

問題 081

解答

12. 心拍数

解説

- 1回の心拍で左心室から駆出される血液量を1回拍出量といい、約70mLである。
- 心拍出量は1分間に左心室から駆出される量をいう。

問題 082

解答

13. スターリング

解説

- 心拍出量と心臓・心筋の関係(心拍出量は拡張期容量に比例し、かつ、心収縮に用いられるエネルギーは拡張期の心筋長に比例する)を明示した法則で、フランク・スターリングの法則ともいう。

■フランク・スターリングの法則

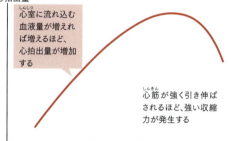

心拍出量

心室に流れ込む血液量が増えれば増えるほど、心拍出量が増加する

心筋が強く引き伸ばされるほど、強い収縮力が発生する

心室拡張末期容積

問題 083

解答

14. 収縮力

解説

- 交感神経刺激により、収縮力が増加することを「陽性の変力作用」、心拍数が促進することを「陽性の変時作用」と呼ぶ。
- 副交感神経(迷走神経)刺激により、収縮力が減少することを「陰性の変力作用」、心拍数が減少することを「陰性の変時作用」と呼ぶ。

問題 084

解答

15. 標準肢誘導

解説

- 標準肢誘導：Ⅰ、Ⅱ、Ⅲ誘導
- 単極肢誘導：aV_R、aV_L、aV_F
- 単極胸部誘導：$V_1 \sim V_6$

■心電図の誘導

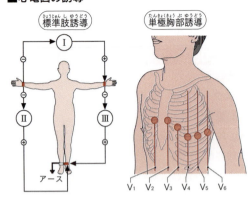

問題 085

解答
16. 心房

解説
- P波は心房の興奮、QRS波は心室の興奮、T波は心室興奮の終了をそれぞれ示している。
- なお、洞(房)結節やヒス束の興奮は、電位が小さいため心電図上出現しない。

問題 086

解答
17. 房室伝導

解説
- PR間隔は、P波の始まりからQRS波の始まりまで(心房の脱分極からプルキンエ線維の伝導まで)を指し、心拍数で変化する。

問題 087

解答
18. 心室

解説
- QT時間は、心臓の電気的収縮時間を示す。
- QT時間の延長は、T波(再分極)が遅れ、心臓の興奮が延長していることを示す。QT延長がある場合は心室細動(突然死の原因となりうる)が起こりやすい。

問題 088

解答
19. 頻

解説
- 頻脈は、交感神経刺激に対する反応としてみられる。瞳孔散大、胃液分泌減少、末梢血管収縮も、交感神経刺激によって生じる。

問題 089

解答
20. 不整脈

解説
- 代表的な不整脈波形として、洞性徐脈、心室(性)期外収縮、心室細動などがある。

問題 090

解答
21. 心室細動
または心室頻拍
または心房細動

解説
- 除細動の適応は、心室細動、心室頻拍、心房細動(起こり始めて1～2年内)である。
- 心室細動の心電図所見は「大小不同の波形、基線の揺れ、QRSを認めない」のが特徴で、致命的となる不整脈である。

■心室細動

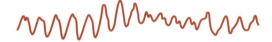

 心室細動を発見したら、ただちにCPR(心肺蘇生)が必要となる

PART 5 血液・体液
血液① 血液の成分

問題 001
解答
1. 血漿
2. 液体成分
3. 白血球
4. 赤血球
5. 細胞成分

解説
- 液体成分のことを血清、細胞成分のことを血餅ともいう。

問題 002
解答
6. 8

解説
- 血液量の基準値は、体重の1/13～1/12（6～9％）である。
- 血液比重（血液の濃さ）の基準値は、1.06（1.055～1.066）である。

問題 003
解答
7. アルカリ

解説
- pHの基準値は、7.4±0.1（7.35～7.45）の弱アルカリ性である。

問題 004
解答
8. 酸素

解説
- 静脈血中にも、酸素は含まれる（静脈血の酸素分圧は、約40mmHg）。

 混合気体ですべての体積が満たされている容器があると仮定したときの、各気体の圧力が「分圧」である

問題 005
解答
9. 液体
10. 血球

解説
- 赤血球数の基準値は、男性では約500万/mm³、女性では約450万/mm³である。
- 白血球量の基準値は4,000～9,000/mm³、血小板の基準値は15万～35万/mm³である。

問題 006
解答
11. 骨髄

解説
- 血球は、骨髄の多能性幹細胞から生成される。

問題 007
解答
12. 脾臓

解説
- 脾臓には血液を蓄える働きと、白血球を破壊する働きがある。

問題 008
解答
13. 酸素

解説
- 赤血球は主に酸素の運搬を行うが、二酸化炭素の運搬、pHの調節も行っている。

問題 009
解答
14. 核

解説
- 通常、血液中に流れているのは、成熟した赤血球と一部の網状赤血球である。

■赤血球の分化・成熟のながれ

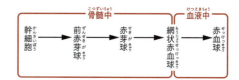

問題 010
解答
15. 120

解説
- 赤血球は約120日経つと、肝臓のクッパー細胞や脾臓の食細胞により破壊される。
- 赤血球の寿命は約120日である。

問題 011
解答
16. ヘモグロビン

解説
- ヘモグロビンは、赤血球内に含まれるタンパク色素である。酸素(O_2)がヘモグロビン(Hb)と結合すると、酸化ヘモグロビン(HbO_2、オキシヘモグロビン)となる。また、組織で酸素を離したHbは還元ヘモグロビン(デオキシヘモグロビン)という。

問題 012
解答
17. 鉄

解説
- ヘモグロビンは、「ヘム」という鉄(Fe)を含む色素と、「グロビン」というタンパク質からなる。酸素は鉄と結合する。

問題 013
解答
18. 赤血球

解説
- 貧血は赤血球数、ヘモグロビン濃度、ヘマトクリット値の低下によって判定する(成人の場合、男性では13g/dL以下、女性では12g/dL以下は貧血と判定)。
- 貧血で最も多くみられるのは、鉄分不足の鉄欠乏性貧血である。そのときの赤血球は、小型となるのが特徴である(小球性低色素性貧血)。

問題 014
解答
19. ビリルビン

解説
- ビリルビンは胆汁色素で、ヘモグロビンの分解産物である。ビリルビンの80〜85%はヘモグロビン、残りはミオグロビンなどである。
- 尿ビリルビンは肝機能、胆道、貧血の指標となる。
- 黄疸は、血中ビリルビン濃度が上昇し、皮膚が黄色くなる状態をいう。

問題 015
解答
20. 核

解説
- 血球のうち、赤血球と血小板は核をもたない。

問題 016
解答
21. 単球

解説
- 白血球は、血液1mm³中に4,000〜9,000個ある。顆粒球は、染色液により、酸性(好酸球)・中性(好中球)・アルカリ性(好塩基球)の3種に分けられる。また、リンパ球は、Bリンパ球(B細胞)、Tリンパ球(T細胞)の2種に分けられる。
- 単球が血管外に遊走したものが、マクロファージである。
- 白血球は、食作用、殺菌作用、抗体の産生などにより生体防御を行う。

問題 017
解答
22. 好酸球

解説
- 白血球は、好中球(60〜70％)、好酸球(1〜4％)、好塩基球(0.5％)、リンパ球(20〜25％)、単球(4〜8％)である。

問題 018
解答
23. 好中球

解説

- 細菌や異物を細胞内に取り込み、タンパク質分解酵素（プロテインキナーゼ）などの加水分解酵素や活性酸素により、それを消化する作用を「食作用（貪食作用）」という。
- 食作用を有するのは、好中球と単球（マクロファージ）であり、好中球よりも単球のほうが強い（アメーバ様運動は好中球＞単球）。
- 好中球は顆粒球中約95％を占める。アメーバ様運動がさかんで血管壁を通過して組織中へも移動する。細胞内のタンパク分解酵素（プロテアーゼ）などの加水分解酵素や活性酸素により細菌などの異物を消化（食作用）する。

 アメーバ様運動とは、遊走運動のことである。形を変えながら、さかんに動き回ることを指す

問題 019
解答
24. 好塩基
解説
- ヒスタミンは血管拡張作用や炎症反応を引き起こす。
- 好塩基球はヘパリンを含み、抗凝固作用を示す。

問題 020
解答
25. 単
解説
- 単球が組織中に出た（血管外に遊走した）ものをマクロファージといい、食菌作用がある。Tリンパ球（T細胞）に抗原を提出することで免疫にも大きく関与している。
- B細胞とマクロファージは、互いに協力し、細菌に対する抗体を産生する。

問題 021
解答
26. 液
解説
- Bリンパ球は、抗体を産生する液性免疫を行う。

問題 022
解答
27. 免疫グロブリン
解説
- 形質細胞は、プラズマ細胞とも呼ばれる。
- Bリンパ球（B細胞）は、骨髄（Bone Marrow）由来で、免疫グロブリンを産生する。
- B細胞は、ヘルパーT細胞からの刺激を受けて分化すると形質細胞に変わり、抗体（免疫グロブリン）を産生する液性免疫を行う。

問題 023
解答
28. 細胞
解説
- 細胞性免疫は、Tリンパ球（T細胞）とマクロファージの協働作業によって行われる。
- T細胞は、胸腺（Thymus）由来で、抗体産生を行わず、サイトカインを産生することで直接抗原を排除する。T細胞には、ヘルパーT細胞（HT）、キラーT細胞（KT）、サプレッサーT細胞（ST）、メモリーT細胞（MT）がある。なお、加齢に伴って胸腺が萎縮するとT細胞は減少し、免疫機能が低下する。
- メモリーT細胞は長期にわたって生存し、抗原を記憶し、次回の抗原侵入に備える。

問題 024
解答
29. 核
解説
- 巨核球が崩壊してできた細胞のかけらが血小板で、主な働きは、血液凝固である。

問題 025
解答
30. 血液凝固
解説
- 血液凝固は、血小板と血漿中の凝固因子によって生じる作用で、トロンボプラスチンが血液凝固因子として働くことによる。

- 血小板の産生は、肝臓でつくられるトロンボポエチンにより促進される。

PART 5 血液・体液 血液② 血液凝固

問題 026

解答
1. トロンボプラスチン
2. プロトロンビン
3. カルシウム
4. フィブリン
5. 血餅

解説
- 血液凝固のしくみを以下に示す。
①出血すると血小板が破れ、血液凝固因子（トロンボプラスチン）を放出する。
②この因子とカルシウムイオンなどが、血漿中のタンパク質の一種であるプロトロンビンをトロンビン（酵素）に変える。
③トロンビンは、血漿中のタンパク質の一種であるフィブリノゲンを繊維状のフィブリンに変える。その結果、フィブリンに血球がからんで血餅となり、凝固が完了する。

問題 027

解答
6. アルブミン

解説
- アルブミンの合成・分解は、肝機能（タンパク質代謝）が担う。
- 膠質浸透圧とは、血漿タンパク（アルブミン）が組織内の水を引き入れる力をいい、体液の循環を維持している。

問題 028

解答
7. グロブリン

解説
- 血漿タンパクには、アルブミン（62〜71％）、グロブリン（α、β、γ：23〜35％）、フィブリノゲン（3〜6％）がある。
- γ-グロブリンは免疫グロブリンのことをいう。

問題 029

解答
8. ブドウ糖

解説
- ブドウ糖はグリコーゲンとして肝臓に貯蔵され、必要に応じてブドウ糖となり、組織に補給される。
- ブドウ糖は血糖を示す。

問題 030

解答
9. フィブリノゲン

解説
- 血清は、血清療法として用いられる受動免疫である。

 血清療法は、ワクチンでは免疫反応が追いつかない場合（毒蛇咬傷、破傷風など）に行われる

問題 031

解答
10. トロンボプラスチン

解説
- 主な凝固因子は、トロンボプラスチン、フィブリノゲン、プロトロンビンの他、カルシウムイオンなど15種類がある。

問題 032

解答
11. ビタミンK

解説
- プロトロンビンの生成は肝臓で行われ、その際には、ビタミンKが必要である。
- 胆汁の小腸排泄が低下すると、ビタミンKの吸収が減少し、血中プロトロンビン量が減少する。

問題 033

解答
12. プラスミン

> 解説
- 凝固が進むと線溶が活性化される。
- 生体内で血栓（フィブリンの塊）が生じると、プラスミン（プラスミノゲンが活性化されたもの）により溶解されてフィブリンが分解される。この現象が線溶（線維素溶解）である。

PART 5 血液・体液
血液③ 血液型

問題 034

解答
1. A
2. B
3. AB
4. O

> 解説
- ABO式血液型は、赤血球の表面の抗原（凝集原）と、血清中の抗体（凝集素）の反応によって血液型を判定する。
- 赤血球が検体となる抗原（凝集原）を調べるのが「表試験」、血清が検体となる抗体（凝集素）を調べるのが「裏試験」である。

問題 035

解答
5. 赤血球

> 解説
- 抗原は、赤血球の表面にある。

問題 036

解答
6. B

> 解説
- ABO式血液型は、メンデルの法則に則る。
- A型の人の遺伝子型はAAまたはAO、B型の人の遺伝子型はBBまたはBO、AB型の人の遺伝子型はABのみ、O型の人の遺伝子型はOOのみである。
- A型遺伝子AoとB型遺伝子Boの組み合わせは、下記のようにすると判りやすい。

■AoとBoの組み合わせ

A型の…＼B型の…	B	o
A	AB	Ao
o	Bo	oo

問題 037

解答
7. 赤血球

> 解説
- Rhは、アカゲザル（Rhesus monkey）の頭文字をとったものである。Rh抗原をもつヒトをRh（＋）、もたないヒトをRh（－）という。
- Rh型も遺伝するが、その因子に「D・d」がある。Rh陽性（＋）はDDとDd、Rh陰性（－）はddである。Rh（＋）のDdとRh（＋）Ddとの組み合わせでRh（－）のヒトが生まれる可能性がある。

■DdとDdの組み合わせ

どちらもRh（＋）だが…

	D	d
D	DD	Dd
d	Dd	dd（Rh（－））

- 母児Rh不適合妊娠では、溶血が生じる。これは、Rh（－）母親×Rh（＋）父親の組み合わせで、第1子がRh（＋）で産まれた際、母親に抗Rh抗体ができたことにより、第2子（胎児）がRh（＋）となった場合に生じうる。

PART 5 血液・体液 — 血液④ 免疫

問題 038

解答
1. IgA
2. IgD
3. IgE
4. IgG
5. IgM

解説
- 血清中には、さまざまな種類のタンパクが含まれている。そのうち約60％はアルブミン、約20％は免疫グロブリンである。そのため、アルブミンと免疫グロブリンの増減によって、総タンパク濃度が変動する。
- 分子量はIgM＞IgE＞IgD＝IgA＞IgGである。
- 血中濃度は、IgG＞IgA＞IgM＞IgD＞IgEの順に高い。

問題 039

解答
6. IgD

解説
- IgG：免疫グロブリンの75〜85％を占め、抗体は胎盤を通過し、胎児に受動免疫を与える。
- IgM：感染後に最も早く産生され、溶菌作用が強い。
- IgA：唾液・涙液・腸液などや母乳に分泌され、病原体の侵入を防ぎ、消化管免疫に働く。
- IgD：Bリンパ球の活性に必要である。
- IgE：肥満細胞や好塩基球に結合し、ヒスタミンが放出されてアレルギー（Ⅰ型アレルギー）に関与する。

問題 040

解答
7. IgE

解説
- Ⅰ型アレルギー（アナフィラキシー型）：即時型アレルギーで、花粉症、気管支喘息、食物アレルギー、ハチ毒アレルギー、ペニシリンショックなどに認められる。IgE抗体、肥満細胞、好塩基球が関与する。
- Ⅱ型アレルギー（細胞傷害型）：即時型アレルギーで、血液型不適合輸血、無顆粒球症、血小板減少症などに認められる。IgG、IgMが関与する。
- Ⅲ型アレルギー（免疫複合体型）：即時型アレルギーで、全身性エリテマトーデス（SLE）、関節リウマチなどに認められる。IgG、IgMが関与する。
- Ⅳ型アレルギー（T細胞依存型）：遅延型アレルギーで、ツベルクリン反応や接触性皮膚炎などに認められる。関与する抗体は特にない。
- Ⅴ型アレルギー（刺激型）：即時型アレルギーで、Ⅱ型アレルギーと同じで、機能亢進されるように働いているものを、特にⅤ型として別に分類することがある。バセドウ病に認められる。IgGが関与する。

問題 041

解答
8. IgG

解説
- IgGは、免疫グロブリンの75〜85％を占める。

問題 042

解答
9. 受動

解説
- 免疫は、以下の2つに分けられる。
① 自然免疫（非特異的）：先天免疫、病後免疫（後天的）
② 獲得免疫（特異的）：能動的免疫（予防接種）、受動的免疫（血清療法）

問題 043

解答
10. 能動

解説
- ワクチンは、右記の3つに分けられる。

① 生ワクチン（弱毒病原体）
② 不活性化ワクチン（不活性病原体）
③ トキソイド（不活化毒素・不活性化病原体代謝産物）

PART 5 血液・体液
血液⑤ 血液のpH

問題 044
解答
1. アシドーシス　　2. アルカローシス

解説
- pH7.3以下はアシドーシス（血液が酸性に傾いている状態）、pH7.45以上はアルカローシス（血液がアルカリ性に傾いている状態）という。ちなみに、実際に血液が酸性になった状態をアシデミア、血液がアルカリ性になった場合をアルカレミアという。
- pH7.7以上（重篤なアルカローシス）ではけいれんが、pH7.0以下（重篤なアシドーシス）では昏睡が生じうる。

問題 045
解答
3. 肺

解説
- 血漿の緩衝作用は、血漿中の炭酸（HCO_3^-）やヘモグロビン、タンパク質などが過剰な酸またはアルカリを結合し、中和する。
- 呼吸により過剰な血中二酸化炭素をはき出す。
- 腎で不要なH^+、Na^+、Cl^-、HCO_3^-などを尿に排泄する。

問題 046
解答
4. アルカローシス

解説
- pHが7.3以下になるとアシドーシス、7.45以上になるとアルカローシスという。

問題 047
解答
5. アシドーシス

解説
- 呼吸性アシドーシスでは、血中二酸化炭素濃度が上昇している。

問題 048
解答
6. アルカローシス

解説
- 呼吸性アルカローシスでは、pHは上昇、HCO_3^-は低下（または不変）、PCO_2は低下する。
- 過換気の場合、血中の炭酸（二酸化炭素）が体外に排出されて減少するため、アルカローシスとなる。

問題 049
解答
7. アシドーシス

解説
- 代謝性アシドーシスでは、pHの低下、HCO_3^-の低下がみられるが、PCO_2は不変である。
- 代謝性アシドーシスの原因に飢餓、腎機能障害、糖尿病、激しい下痢などがある。

問題 050
解答
8. アシドーシス

解説
- 代謝性アルカローシスでは、pHの上昇、HCO_3^-の上昇がみられるが、PCO_2は不変である。
- 代謝性アルカローシスの原因に嘔吐などがある。嘔吐の場合、Cl^-の喪失により間接的にHCO_3^-が増加するため、代謝性アルカローシスとなる。
- なお、激しい下痢の場合、大量の腸液喪失に伴ってナトリウムイオンが失われることから、代謝性アシドーシス・低カリウム血症となる。

PART 5 血液・体液 体液の組成

問題 051

解答
1. 細胞内液　　2. 細胞外液

解説
- 体液の2/3は、細胞内液として存在する（体重の約40％）。
- 体液の1/3は、細胞外液として存在する（体重の約20％）。
- 細胞外液は、血管内と間質に1：3の比率で分布しており、血管から細胞へ酸素や栄養を運び、細胞で不要となった二酸化炭素や老廃物を血管へ回収する役割を担う。

問題 052

解答
3. 60

解説
- 体液量は年齢によって異なり、新生児では80％、3か月乳児では70％、成人では60％、高齢者では50％である。
- 健常成人の体液量は体重の約60％で、比率は細胞内液（40％）＞細胞外液（20％）である。
- 体液量を一定に保つには水分の摂取量と排出量のバランスが必要である。

問題 053

解答
4. 間質液

解説
- 細胞外液は、血漿と組織内液に分かれる。
- 細胞外液の内訳は、血漿約23％、間質液35～75％、リンパ液約2％である。

問題 054

解答
5. 飲料水

解説
- 通常、摂取する水分量は、飲水：1,200mL、食物：700mL、代謝水：200mLがめやすとなる。

問題 055

解答
6. 尿

解説
- 尿のほか、体表からの水分蒸発（不感蒸泄と発汗）もある。
- 成人の正常尿量は600～1,600mL/日である。

問題 056

解答
7. 浮腫

解説
- 浮腫は、皮下組織に間質液が異常に貯留した状態のことで、血管の透過性亢進、リンパ管の閉塞、静脈圧の上昇、毛細血管内圧の上昇、血中タンパク質（膠質浸透圧）の低下などによって発生する。

問題 057

解答
8. 脱水

解説
- 体重あたりの1日水分所要量は、成人より乳幼児のほうが多い（乳児は150mL/kg、幼児は100mL/kg）。これは、体表面積が大きく不感蒸泄が多いため、水分の代謝が速いことによる。
- 乳幼児は、成人に比べて脱水になりやすい。これは、①**全体水分量の割合が高いこと**、②**細胞外液の割合が高いこと**、③**1日の水分必要量が多いこと**、④**尿細管での水の再吸収能力が低いこと**（成人より尿細管機能が未熟なため）、などの理由による。
- 水分の喪失や供給不全により起こる脱水を水欠乏性脱水（高張性脱水）といい、尿量低下、尿比重・血漿浸透圧・血清ナトリウム・血清タンパク・ヘマトクリット値上昇などが認められる。

PART 6 呼吸器系 気道

問題 001
解答
1. 喉頭
2. 気管
3. 気管支
4. 咽頭
5. 肺胞

解説
- 呼吸器系は、鼻腔から始まり、咽頭・喉頭→気管・気管支→肺までを指す。

問題 002
解答
6. 咽頭

解説
- 咽頭は約12cm、喉頭は約5cm、気管は約10cm、気管支は左4〜5cm・右3cmである。

問題 003
解答
7. 喉頭

解説
- 上気道は鼻腔から喉頭まで、下気道は気管、気管支、肺からなる。

問題 004
解答
8. 声帯ヒダ

解説
- 喉頭腔の側壁には前後に走る2対のヒダ(上方にあるのが前庭ヒダ、下方にあるのが声帯ヒダ)がある。
- 声帯ヒダと声門裂(左右の声帯ヒダの間)を声門という。

■声帯

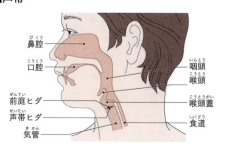

問題 005
解答
9. 甲状

解説
- 喉頭は、第4〜第6頸椎の高さにあり、咽頭喉頭から気管までを指す。
- 喉頭軟骨のうち、喉頭の前〜側壁を構成する最も大きい軟骨が甲状軟骨、舌根後方に突出して喉頭蓋の基礎となる軟骨が喉頭蓋軟骨、気管の始部となるリング状の軟骨が輪状軟骨、発声にかかわる筋や靱帯がつく小さな左右1つの軟骨が披裂軟骨である。

■喉頭

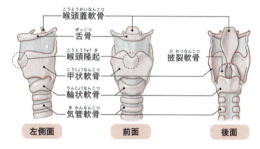

問題 006
解答
10. 胸椎

解説
- 気管支の分岐角度は、気管軸に対し、右気管支は約25度、左気管支は約45度である。

問題 007
解答
11. 3

解説
- **右気管支**：太さ約1.5cm、長さは約3cmで3本分岐する。
- **左気管支**：太さ1cm、長さは4〜5cmで2本分岐する。

- 気管・気管支には気管支腺が存在するが、細気管支には存在しない。

問題 008

解答

14. 短

解説

- 右気管支は、左気管支に比べて太く短く、3本に分かれる。また、分岐角度が小さい（25度）ので、誤飲すると異物は右気管支に入りやすい。

問題 009

解答

13. 前

解説

- 気管と食道は咽頭で交差する。
- 胸部では、食道は心臓の背側を通る。

問題 010

解答

14. 軟骨

解説

- 気管支は、軟骨と平滑筋でできている。
- 気管支粘膜は線毛上皮でおおわれ、気管支腺が存在する。

問題 011

解答

15. 防御

解説

- 吸い込まれた冷たい空気を体温近くにまであたためて緩和する作用がある。
- 粘液や漿液の分泌機能のない細気管支から肺胞が乾燥しないようにする。
- 吸い込まれた空気中の塵埃や細菌などさまざまな物質を気道の途中で除去し、肺胞まで達しないようにしている。

 気管挿管・気管切開患者へ酸素を投与するときに「加湿」が必要なのは、上気道を経ずにガスが流入するため、気道の加湿作用が働かないことによる

PART 6 呼吸器系　副鼻腔

問題 012

解答

1. 前頭洞　2. 篩骨洞
3. 上顎洞　4. 蝶形骨洞

解説

- 副鼻腔は、頭蓋骨中の空洞と鼻腔とが交通している部位で、4か所ある。

問題 013

解答

5. 上顎洞またはハイモーア洞

解説

- 上顎洞はハイモーア洞とも呼ばれ、副鼻腔のなかで最も大きく、副鼻腔炎（いわゆる蓄膿症）を起こしやすい。
- 篩骨洞は中鼻道と上鼻道に、上顎洞と前頭洞は中鼻道に、蝶形骨道は鼻腔の最上方の後部に交通している。

PART 6 呼吸器系　肺

問題 014

解答

1. 上葉　2. 中葉
3. 下葉　4. 斜裂
5. 水平裂　6. 肺尖
7. 肺底　8. 肺門

解説

- 肺は、心臓を挟んで左右1対の臓器で、胸腔内にある。右肺は左肺より大きく重い。
- 肺尖（肺の先端）は鎖骨上、肺底（肺の底面）は横隔膜のすぐ上である。肺は、外側面は肋骨、内側面は心臓に接する。

問題 015
解答
9. 肺尖

解説
- 肺尖は、鎖骨の上に2cmほど突き出している。

問題 016
解答
10. 肺底

解説
- 肺底は、横隔膜に接している。

問題 017
解答
11. 肺門

解説
- 肺門には、神経、リンパ管、多数のリンパ節もみられる。

問題 018
解答
12. 3

解説
- 右肺は上葉・中葉・下葉の3葉(斜裂によって上葉と下葉に、水平裂によって上葉と中葉に分かれる)である。
- 左肺は上葉・下葉の2葉(斜裂により上葉と下葉に分かれる)である。
- 斜裂は第4肋骨から第6肋骨まで至り、水平裂はほぼ第4肋骨に沿って走る。

■肺の三葉

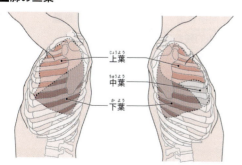

問題 019
解答
13. 肺胞

解説
- 肺胞は直径0.1〜0.2mmの大きさで左右の肺を合わせると2〜7億個もある。肺胞の周囲には多数の毛細血管が取り巻いている。

問題 020
解答
14. 気管支

解説
- 肺の機能血管は、肺動脈、肺静脈である。

問題 021
解答
15. 胸

解説
- 胸膜は、組織学的には漿膜に属する。
- 胸膜には、壁側胸膜と肺胸膜(臓側胸膜)がある。この2つの膜の間を胸(膜)腔といい、少量の胸膜液(胸水)で満たされている。

PART 6 呼吸器系 胸腔

問題 022
解答
1. 縦隔胸膜
2. 肋骨胸膜
3. 胸(膜)腔
4. 肺胸膜または臓側胸膜
5. 心膜腔

解説
- 胸(膜)腔は、胸郭の内側にある、臓側胸膜(肺胸膜)と壁側胸膜との間の「腔」を指す。
- 肺の表面をおおう臓側胸膜(肺胸膜)は、胸椎のところで折り返して壁側胸膜となり、肋骨と肋間筋で構成される胸壁の内側と横隔膜の胸腔側をおおっている。
- 胸(膜)腔には、少量の胸水があり、呼吸によっ

て生じる胸膜の摩擦を防いでいる。

問題 023

解答
6. 肋骨

解説
- 胸腔内圧は、吸気時でも呼気時でも、常に陰圧である。

問題 024

解答
7. 縦隔

解説
- 縦隔は、両側は縦隔胸膜、前方は胸骨、後方は脊柱、下方は横隔膜で囲まれた部位(左右の胸膜腔の間にはさまれた胸腔の中央部全体のこと)である。
- 縦隔には、中部に心臓、上部前方部に胸腺と横隔神経、上部後方部に食道・迷走神経・胸大動脈・奇静脈系・胸管・交感神経幹がある。

問題 025

解答
8. 陰

解説
- 吸気は、筋の収縮によって胸腔の容積が増し、胸腔内圧が低下することで生じる。安静吸気時の胸腔内圧は、$-6 \sim -7 \text{cmH}_2\text{O}$である。
- 一方、呼気は、収縮していた筋が戻って、胸腔内圧が上昇することで生じる。安静呼気時の胸腔内圧は、$-2 \sim -4 \text{cmH}_2\text{O}$である。

PART 6 呼吸器系 ガス交換

問題 026

解答
1. 外
2. 二酸化炭素(CO_2)
3. 酸素(O_2)
4. 内

解説
- 呼吸には、血液と組織の間で行う「内呼吸」と、肺と血液の間で行う「外呼吸」がある。

問題 027

解答
5. 肺

解説
- 外呼吸は、外界から体内へ酸素を取り入れ、体内から外界へ二酸化炭素を排泄することである。
- 肺胞と毛細血管間でのガス交換時には、肺拡散が行われる。そのため、肺胞表面積は、肺拡散能に影響を与える。

問題 028

解答
6. 組織

解説
- 内呼吸は、各臓器の細胞が血液から酸素を取り込み、血液へ二酸化炭素を放出することである。

PART 6 呼吸器系 肺気量

問題 029

解答
1. 肺活量
2. 最大吸気量
3. 全肺気量
4. 予備吸気量
5. 1回換気量
6. 予備呼気量
7. 機能的残気量
8. 残気量

解説
- 肺気量は、肺内に含まれる気体の量のことで、スパイロメータで測定された測定値を、スパイログラム(肺気量曲線)で表したものである。

問題 030

解答
9. スパイロメトリ

解説
- 呼吸機能を評価する検査は、換気機能検査（スパイログラム）と、ガス交換機能検査（動脈血ガス分析）の2つに大別される。

問題 031
解答
10. 1回換気量

解説
- 1回換気量は、1回の呼吸で、吸入または呼出される空気量のことである。
- 成人の1回換気量は、安静時約500mLである。

問題 032
解答
11. 機能的残気量

解説
- 機能的残気量は、安静時の呼気で肺のなかに残っているガス量をいう。

問題 033
解答
12. 1回換気量

解説
- 肺活量は年齢・性別・体重および身長によって異なる。
- 肺活量は、加齢に伴って低下する。

問題 034
解答
13. 3,000～4,000

解説
- 成人女性の肺活量の基準値は、2,000～3,000mLである。
- 肺活量は、運動選手では高く、肥満や肺疾患の人では低い。

問題 035
解答
14. 気道

解説
- 1秒率（％）は「（1秒量／努力肺活量）×100」で求められる。
- 1秒率が70％未満の場合、閉塞性呼吸疾患が疑われる。

問題 036
解答
15. 閉塞性

解説
- ％肺活量は「実測肺活量÷予測肺活量×100」から求める。予測肺活量はBaldwinらの式より求める。
- 拘束性換気障害（％肺活量が80％未満、1秒率が70％以上：下図-A）では、肺自身の障害が考えられる。
- 下図-Bは、正常（％肺活量が80％以上、1秒率が70％以上）時である。
- 下図-Cは、混合性換気障害（％肺活量が80％未満、1秒率が70％未満）で、肺自身と気道との両者の障害が考えられる。
- 下図-Dは、閉塞性換気障害（％肺活量が80％以上、1秒率が70％未満）で、気道の障害を示す。

■換気障害の分類

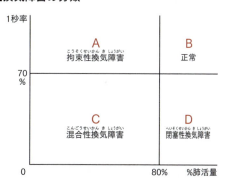

問題 037
解答
16. 死腔

解説
- 死腔換気量は、気道で空気が奪われ、ガス交換に使われない空気の量のことである。

問題 038

解答
17. 酸素解離曲線

解説
- 酸素解離曲線は、縦軸が酸素飽和度（SaO_2≒SpO_2）、横軸が酸素分圧（PaO_2）である。
- **酸素飽和度**：血液中の総ヘモグロビンに対する酸素化ヘモグロビンの割合を百分率（%）で表したもの。SpO_2の正常値は97%以上である。
- **酸素分圧**：血漿中に溶解している酸素圧力。
- 酸素分圧が低下すると、ヘモグロビンと酸素が遊離しやすくなる。
- 酸素解離曲線から、SpO_2>90%はPaO_2 60mmHg（Torr）、SpO_2=74%はPaO_2 40mmHg（Torr）にほぼ相当する。
- Torrは圧力単位の記号でTorr=mmHgである。

■酸素解離曲線

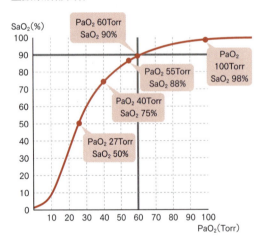

PART 6 呼吸器系 呼吸調節

問題 039

解答
1. 延髄
2. 頸動脈小体
3. 大動脈小体
4. 伸展受容器
5. 横隔膜

解説
- 呼吸調節には、中枢の受容体（呼吸中枢）と、末梢の受容体（頸動脈小体、大動脈小体、伸展受容器）が大きくかかわっている。

問題 040

解答
6. 延髄

解説
- 延髄には、呼吸中枢の他、循環（心臓）中枢、発汗中枢、嚥下中枢や嘔吐中枢、唾液分泌中枢などがある。

問題 041

解答
7. 橋

解説
- 橋には、持続性呼吸中枢、呼吸調節中枢、排尿中枢がある。橋が障害されると呼吸調節障害が生じる。呼吸調節中枢は、血中のpH、酸素・二酸化炭素濃度に敏感に反応する。

問題 042

解答
8. 二酸化炭素

解説
- 動脈血二酸化炭素分圧が低下すると、呼吸運動が抑制される。

問題 043

解答
9. 酸素

解説
- 動脈血酸素分圧（PaO_2）が低下すると、呼吸数は増加する。

問題 044

解答
10. 大動脈

解説
- 大動脈小体の受容体は大動脈弓に、頸動脈小体

の受容体は総頸動脈分岐部にそれぞれある。この2つを合わせて動脈化学受容体という。

PART 6 呼吸器系 呼吸運動

問題 045
解答
1. 下降または沈下　　2. 挙上

解説
- 呼吸運動にもっともかかわっているのは横隔膜である。

問題 046
解答
3. 肋間筋

解説
- 呼吸運動は吸息運動と呼息運動を繰り返す。
- 吸気時には、外肋間筋の収縮と横隔膜の収縮により、胸郭が広がる(内肋間筋は、吸気時には弛緩する)。呼気時には、内肋間筋が収縮する。

問題 047
解答
4. 腹式

解説
- 腹式呼吸は横隔膜、胸式呼吸は肋間筋が主となる。

問題 048
解答
5. 12〜20

解説
- 呼吸数は、血中の酸素(O_2)・二酸化炭素(CO_2)濃度、pH、自律神経、体温、感情などにより変化する。
- 呼吸数の上昇は血中CO_2濃度上昇、pH低下、体重上昇、交感神経興奮時に起こる。
- 呼吸数の低下は血中O_2濃度上昇、pH上昇、体温低下、副交感神経興奮時に起こる。

問題 049
解答
6. 頻呼吸

解説
- 頻呼吸は24回/分以上を示す。また、徐呼吸は12回/分以下を示す。

問題 050
解答
7. 少呼吸

解説
- 病的呼吸のうち、呼吸頻度も深さも変化しているのは、少呼吸(ともに低下)と、多呼吸(ともに増加)である。

問題 051
解答
8. チェーンストークス呼吸

解説
- チェーンストークス呼吸は、周期性呼吸の1つで、無呼吸としだいに深さと数を増し再び無呼吸を繰り返す呼吸型を示す。中枢神経疾患や心不全の際に認められる。

問題 052
解答
9. チェーンストークス　　10. ビオー
11. クスマウル

解説
- チェーンストークス呼吸は、無呼吸から浅い呼吸が始まり、しだいに深さを増し、その後は次第に深さが減少して無呼吸に戻る異常呼吸である。心疾患、中毒、終末期などでみられる。
- ビオー呼吸は、無呼吸と深大呼吸が不規則に繰り返される異常呼吸である。延髄の疾患や髄膜炎などでみられる。
- クスマウル呼吸は、深大呼吸が繰り返される異常呼吸である。糖尿病性昏睡や尿毒症性昏睡などでみられる。

PART 7 消化器系・代謝
消化器のしくみ

問題 001

解答

1. 舌下
2. 顎下
3. 肝臓
4. 胆嚢
5. 上行結腸
6. 横行結腸
7. 盲腸
8. 虫垂
9. 耳下
10. 咽頭
11. 食道
12. 胃
13. 下行結腸
14. 空腸
15. 回腸
16. S状結腸
17. 直腸

解説

- 消化器系は、口腔と食道、胃、小腸、大腸、肝臓、胆嚢、膵臓で構成されている。

問題 002

解答

18. 口腔

解説

- 消化管は、口腔→食道→胃→小腸（十二指腸、空腸、回腸）→大腸（盲腸、上行結腸、S状結腸、下行結腸、直腸）までを指す。

問題 003

解答

19. 3

解説

- 食道の狭窄部は、食道起始部・大動脈交差部・横隔膜貫通部の3か所である。これらは生理的狭窄と呼ばれる。
- 成人の場合、食道は全長約25cmである。

問題 004

解答

20. 空腸

解説

- 十二指腸はC字形で、全長約25～30cmである。
- 空腸と回腸に明確な境界はないが、空腸と回腸の全長は3～4mで、空腸は口側の約2/5、回腸はその後に続く約3/5を占めるとされる。

問題 005

解答

21. 盲腸

解説

- 大腸の全長は約1.6mである（盲腸6～8cm、上行結腸20cm、横行結腸50cm、下行結腸25cm、S状結腸45cm、直腸20cm）。
- 回腸と盲腸の境には括約筋の働きをもつ回盲弁（バウヒン弁）があり、腸内容の逆流を防止している。

問題 006

解答

22. S状

解説

- 各結腸の長さは、上行結腸20cm、横行結腸50cm、下行結腸25cm、S状結腸45cmである。
- 横行結腸とS状結腸は結腸間膜をもち、腹腔内で位置が移動することが多い。一方、上行結腸と下行結腸は腸間膜をもたないため、移動性は小さい。

問題 007

解答

23. 肛門

解説

- 直腸と肛門の角度（直腸・肛門角）は、排便に関係する。
- 仰臥位では、直腸上部が後腹壁方向に背屈する（直腸-肛門角が小さい）ため、腸内腔が狭まり、便が通過しにくい。
- 一方、上体を起こすと、直腸上部の背屈が弱まる（直腸-肛門角が大きくなる）ため、便が通過しやすい。
- 直腸の前面に、男性では膀胱が、女性では子宮と腟がある。

PART 7 消化器系・代謝　腹膜器官

問題 008

解答
1. 小網
2. 横行結腸間膜
3. 大網
4. 網嚢
5. 小腸間膜
6. 直腸子宮窩またはダグラス窩

解説
- 腹膜は、腹部内臓をおおう漿膜のことである。臓側腹膜（臓器表面をおおう）と壁側腹膜（腹壁内面をおおう）の2種類があり、この2つの膜に挟まれた空間を腹膜腔という。
- ちなみに、壁側腹膜より後側に位置する器官（十二指腸、膵臓、腎臓など）のことを、腹膜後器官という。

問題 009

解答
7. 腹膜後

解説
- 腹膜後器官には、胸管、十二指腸、腹大動脈、下大静脈、膵臓、腎臓、副腎、尿管などがある。

PART 7 消化器系・代謝　消化管① 口腔

問題 010

解答
1. 硬口蓋
2. 軟口蓋
3. 口蓋垂
4. 口蓋
5. 舌根
6. 分界
7. 舌体
8. 舌
9. 葉状
10. 有郭

11. 舌尖
12. エナメル質
13. ゾウゲ質
14. 歯髄
15. セメント質
16. 歯根膜
17. 歯根管

解説
- 口蓋は、硬口蓋（前2/3を占める骨）と軟口蓋（後1/3を占める筋肉）からなる。軟口蓋は、嚥下時に咽頭後壁に接して鼻腔を遮断する。
- なお、口蓋舌弓（軟口蓋の後縁から舌に向かうアーチ）の中央部分の垂れ下がった部分を口蓋垂という。
- 歯は、主体をなすゾウゲ質、歯冠をおおうエナメル質、歯根を包むセメント質から構成されている。

 口蓋垂とは、いわゆる「のどちんこ」のことである

問題 011

解答
18. 咽頭

解説
- ワルダイエル咽頭輪は、リンパ咽頭輪とも呼ばれ、咽頭扁桃・耳管扁桃・口蓋扁桃・舌扁桃の総称で、咽頭を輪のように取り囲むリンパ組織のことを指す。
- ワルダイエル咽頭輪は、鼻や口から侵入してきた異物から、生体を保護する役割を担う。

■ワルダイエル咽頭輪

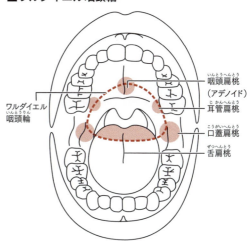

問題 012

解答

19. 葉状

解説

- 茸状乳頭は赤っぽい突起、葉状乳頭は舌の横側にある葉っぱ状の突起、有郭乳頭は舌の奥に約10個ある突起である。
- 小さく白っぽい突起である糸状乳頭は、味蕾をもたない。
- 糸状乳頭の上皮が角化して白っぽく見える状態を舌苔という。

問題 013

解答

20. 舌下

解説

- 耳下腺は漿液腺でサラサラした唾液を出し、顎下腺と舌下線は混合腺でネバネバした唾液を出す。
- 耳下腺管は口腔前庭の上顎第2大臼歯の対側、顎下腺管と舌下腺管は舌下小丘に開口している。

問題 014

解答

21. アミラーゼ

解説

- 消化酵素であるアミラーゼには、唾液アミラーゼ（プチアリン）と膵アミラーゼがあり、ともにデンプン（多糖類）を麦芽糖（マルトース）に分解する。

問題 015

解答

22. リゾチーム

解説

- 口腔内の抗菌作用は、分泌型免疫抗体（IgA）、リゾチーム、ラクトフェリン、ペルオキシダーゼなどによってもたらされる。

問題 016

解答

23. IgA

解説

- IgAは、唾液・涙液・腸液などに分泌され、病原体の侵入を防ぎ、消化管免疫に働く。

問題 017

解答

24. 自律

解説

- 唾液の分泌量は副交感神経のほうが多い。また、交感神経刺激により、濃くて粘性がある唾液が分泌される。
- 唾液のpHは6.4～7.0で、唾液量は老年期になると減少する。

問題 018

解答

25. 10

解説

- 乳歯の萌出は、生後6～7か月ごろから始まり、2～3歳ごろまでに上下合わせて20本が生えそろう。

問題 019

解答

26. 32

解説

- 永久歯の萌出は、生後6～7歳ごろから始まり、20歳ごろまでに32本が生えそろう。

 永久歯32本のうち、4本の智歯（「親知らず」と呼ばれる第3大臼歯）は、生えてこない人もいる

PART 7 消化器系・代謝 消化管② 胃

問題 020
解答
1. 噴門
2. 小彎
3. 幽門
4. 胃底
5. 大彎
6. 胃体

解説
- 胃は、腹膜におおわれている。
- 胃は、噴門に始まり、胃底、胃体、幽門を経て十二指腸に移行する。

問題 021
解答
7. 3

解説
- 消化壁は、粘膜・筋層・外膜の3層で構成される。
- 消化腺は粘膜固有層や粘膜下層にある。筋層は平滑筋が主で、外層は漿膜からなる。

問題 022
解答
8. 咀嚼

解説
- 咀嚼運動には、咀嚼筋、歯、舌の運動などが関与している。
- 咀嚼運動は、主に三叉神経第3枝下顎神経(脳神経)により支配されている。

問題 023
解答
9. 嚥下

解説
- 嚥下時の運動は3相に区分される。
- 第1相(口腔～咽頭)は随意運動
- 第2相(咽頭～食道)は不随意運動
- 第3相(食道～胃)は不随意運動

■嚥下の3相

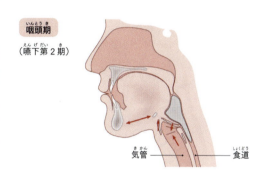

口腔期(嚥下第1期) — 軟口蓋、咽頭後壁、喉頭蓋、輪状咽頭筋

咽頭期(嚥下第2期) — 気管、食道

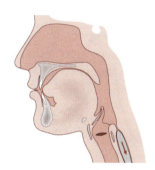

食道期(嚥下第3期)

問題 024
解答
10. 蠕動

解説
- 食塊は、蠕動運動によって、口腔→咽頭→食道と移動する。
- 食道の消化運動は、蠕動運動で行われる。

問題 025
解答
11. 噴門

解説
- 噴門の左上方に膨らんだ部分を胃底部という。

問題 026

解答

12. 血管

解説
- 小彎側に分布するのは、左胃動脈と左胃静脈（胃冠状静脈）、右胃動脈と右胃静脈である。
- 大彎側に分布するのは、短胃動脈と短胃静脈、胃大網動脈と胃大網静脈（いずれも左右ある）である。

■胃に分布する血管

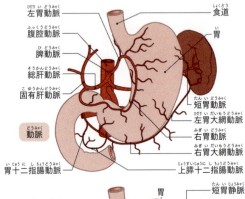

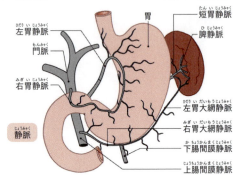

問題 027

解答

13. オッディ括約筋

解説
- オッディ括約筋は、総胆管の開口部に存在する平滑筋である。

問題 028

解答

14. 幽門腺

解説
- 胃底腺は、最も大きく、水様性（漿液性）胃液を分泌する。
- 顎下腺は、ウメの実くらいの大きさで、粘液と漿液の混合性の唾液を分泌する。
- 幽門腺は小さな腺で、混合性胃液を分泌する。
- ペプシノゲンは不活性酵素で、塩酸により活性化酵素ペプシンとなる。

問題 029

解答

15. ペプシノゲン

解説
- 壁細胞は塩酸を分泌する。

問題 030

解答

16. ペプシン

解説
- ペプシンは、タンパク分解酵素（タンパク質をポリペプチドに分解する）である。

問題 031

解答

17. 塩酸

解説
- 塩酸（胃酸）の分泌を促進する消化ホルモンには、胃幽門部粘膜から分泌されるガストリンがある。

問題 032

解答

18. ムチン

解説
- ムチン（粘液）は、唾液にも含まれており、食物軟化や口腔内粘膜の保護作用を有する。

問題 033

解答

19. ピロリ菌

解説
- ピロリ菌（ヘリコバクター・ピロリ）は、ヘリコバクター属の細菌で、胃・十二指腸潰瘍の原

因の1つである。

問題 034

解答
20. 蠕動

解説
- 胃の蠕動運動は、壁内の平滑筋の作用による。

問題 035

解答
21. 副交感

解説
- 胃の運動は、迷走神経(副交感神経)や消化ホルモン(モチリン)により亢進し、交感神経や消化ホルモン(エンテロガストロン)により抑制される。

問題 036

解答
22. アルコール

解説
- アルコールは、少量であれば胃液の分泌を促進するが、大量に摂取すると胃液の分泌が抑制される。

PART 7 消化器系・代謝
消化管③ 小腸

問題 037

解答
1. 腸間膜
2. 輪状
3. 陰窩
4. 腸絨毛

解説
- 胃を通過した後の内容物は、小腸を通過する間に、膵液・腸液中に含まれる各種消化酵素や胆汁中の胆汁酸などの作用によって消化され、水分とともに腸管壁から吸収される。
- ちなみに、胃酸は、膵液・腸液・胆汁によって中和される。

問題 038

解答
5. 振子

解説
- 蠕動運動は、小腸内の内容物を肛門方向へ移動させる運動である。
- 分節運動は、小腸内の内容物を同じ場所で弛緩と収縮を繰り返す運動である。
- 振子運動は、小腸内の内容物を行ったり来たりさせる運動である。

問題 039

解答
6. リンパ管

解説
- 小腸で吸収された脂肪酸とグリセロールは、酵素により脂肪に再合成され、リンパ管に吸収される。
- 吸収された脂肪は、乳び管と胸管を経由して血液中に入る。
- 胸管は、左鎖骨下静脈との合流点(静脈角)へ流入する。

問題 040

解答
7. 大十二指腸乳頭

解説
- 大十二指腸乳頭はファーター乳頭とも呼ばれ、十二指腸下行部にある。この部位は、オッディ括約筋で構成されており、総胆管と膵臓からくる主膵管とが合流する。
- 左右肝管が合流して総肝管となり、さらに胆嚢管と合流して総胆管となる。総胆管の長さは約3.5cmである。

 オッディ括約筋は、平滑筋でできており、十二指腸の内容物が逆流しないように働いている。なお、胆嚢から十二指腸への胆汁の排出は、オッディ括約筋の弛緩によって行われる

問題 041

解答
8. ブルンネル腺　　9. リーベルキューン腺

解説
- 小腸の絨毛の根元にある腸陰窩のことをリーベルキューン腺という。ここには、大顆粒細胞(パネート細胞)がある。
- ブルンネル腺から分泌される粘液は、粘膜の保護や腸内容物の中和を行う。リーベルキューン腺から分泌される腸液は種々の消化酵素を含んでいる。

問題 042

解答
10. 絨毛

解説
- 栄養素は低分子の形に分解されて、小腸で吸収される。
- タンパク質(→アミノ酸)と糖質(→ブドウ糖、果糖、ガラクトース)は毛細血管に、脂質(→脂肪酸とモノグリセリド)は毛細リンパ管に吸収される。

PART 7 消化器系・代謝

消化管④ 大腸

問題 043

解答
1. 上行結腸　　2. 半月ヒダ
3. 回盲　　4. 盲腸
5. 肛門管　　6. 結腸間膜
7. 虫垂　　8. 肛門柱
9. 外肛門　　10. 内肛門
11. 痔帯　　12. 結腸ヒモ
13. 結腸隆起

解説
- 大腸は、盲腸、結腸(上行結腸、横行結腸、下行結腸、S状結腸)、直腸に分かれる。
- 大腸の粘膜には絨毛がなく、粘液を出す多くの細胞により、水分吸収だけが行われる。

　大腸イレウスによって腸内ガスが貯留すると、X線画像では結腸隆起(ハウストラ)がくっきり大きく確認できる

問題 044

解答
14. 虫垂

解説
- マックバーネ点は、臍と右上前腸骨棘を結んだ線で、臍から2/3部分にあたる。
- 腹部の触診時、マックバーネ点に反動性の強い痛みがある場合には、急性虫垂炎が疑われる。

■マックバーネ点

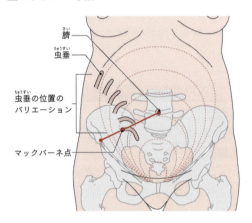

　マックバーネ点の痛みは、すべての虫垂炎患者にみられるわけではないことに注意する

問題 045

解答
15. 結腸

解説
- 結腸(および盲腸)の外壁にある結腸ヒモは、自由ヒモ、大網ヒモ、間膜ヒモの3本である。

問題 046

解答
16. 輪状

解説
- 大腸の外側には3本の結腸ヒモと結腸膨起および腹膜垂、大腸の内面には半月ヒダが存在する。
- 輪状ヒダや腸絨毛は、小腸にある。

問題 047

解答

17. 蠕動

解説

- 食事を摂ると、胃大腸反射によって大腸に蠕動運動が現れる。
- 大腸では、蠕動運動や分節運動がみられる。盲腸と上行結腸では、逆蠕動もみられる。
- 分節運動は腸内容物を撹拌する役割で輸送には関与しない。

問題 048

解答

18. 糞便

解説

- 大腸では、水分以外に電解質（Ca^{2+}やMg^{2+}を除く）、ビタミン、アミノ酸の一部が吸収される。

PART 7 消化器系・代謝
消化酵素

問題 049

解答

1. プチアリンまたは唾液アミラーゼ
2. ペプシン
3. アミラーゼまたはアミロプシン
4. トリプシン
5. 膵リパーゼまたはステアプシン
6. マルターゼ
7. スクラーゼ
8. ラクターゼ
9. エレプシンまたはペプチダーゼ

解説

- 腸液は、十二指腸腺（ブルンネル腺）と腸腺（リーベルキューン腺）から、1日1,500〜3,000mL分泌される。
- 腸液には、多数の酵素が含まれており、弱アルカリ性で、胃から入ってきた酸性の食物を中和する。

問題 050

解答

10. ペプチダーゼまたはエレプシン

解説

- アミノペプチダーゼはジペプチド（タンパク質）をアミノ酸に分解する。
- ペプチダーゼは、アミノペプチダーゼとジペプチダーゼの総称である。エレプシンは、すべてのペプチダーゼの総称である。

■タンパク質の分解

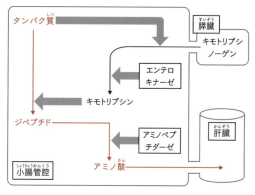

アミノ酸は、タンパク質の最小単位といえる。ちなみに、ペプチドは「アミノ酸がいくつか結合したもの」、ポリペプチドは「ペプチドがたくさん結合したもの」を指す

問題 051

解答

11. リパーゼ

解説

- 腸液のpHは7.0〜8.5である。

問題 052

解答

12. マルターゼ

解説

- マルターゼは、麦芽糖を2分子のブドウ糖に分解する。その他の糖質分解酵素にスクラーゼ（ショ糖→ブドウ糖と果糖）、ラクターゼ（乳糖→ブドウ糖＋ガラクトース）がある。
- 腸液のpHは7.0〜8.5である。

PART 7 消化器系・代謝 — 排便

問題 053

解答
1. 横隔　2. 肋間
3. 頸髄　4. 胸髄
5. 仙髄　6. 骨盤
7. 陰部

解説
- 排便は以下の順に起こる。
  ① 直腸内圧上昇（便の蓄積）
  ② 便意の発生と伝達（副交感神経である骨盤神経→仙髄・腰髄→骨盤神経）
  ③ さらなる直腸内圧上昇
  ④ 肛門括約筋の弛緩（内・外肛門括約筋弛緩と直腸の収縮）→排便
- 内肛門括約筋は仙髄から出る骨盤神経支配、外肛門括約筋（随意筋）は腰髄から出る陰部神経支配を受けるので、腰髄が障害されると収縮不能となる。
- 排便時には、横隔膜は沈下する。

問題 054

解答
8. 腰髄

解説
- 排便の意思があると、直腸平滑筋が蠕動性に収縮し、骨盤神経を通じて内肛門括約筋を弛緩させる。外肛門括約筋は、陰部神経（体性運動神経）の支配を受けており、排便を開始すると弛緩する（これを排便反射という）。

問題 055

解答
9. 陰部

解説
- 排便の中止は外肛門括約筋を支配している陰部神経を刺激し収縮することによりできる。

PART 7 消化器系・代謝 — 肝・胆・膵① 肝臓

問題 056

解答
1. 下大静脈　2. 右葉
3. 左葉　4. 胆嚢
5. 肝鎌状間膜　6. 尾状葉
7. 肝門　8. 門脈
9. 方形葉

解説
- 肝臓は、肝小葉の集合体で、グリソン鞘という結合組織によって分けられている。
- 肝小葉の間に走る類洞毛細血管は、小葉中央の中心静脈となったあと集合して肝静脈となり、下大静脈に注ぐ。
- 胆汁は肝細胞で生成され、毛細胆管、小葉間胆管、胆管を経て、肝臓を出たあと、胆嚢に蓄えられる。

問題 057

解答
10. 肝小葉

解説
- 肝臓は重量1.0〜1.5kgで、50万個の肝小葉からなる。
- 1個の肝小葉は肝細胞50万個で構成されており、肝臓全体の肝細胞数は2,500億個である。

問題 058

解答
11. 肝門

解説
- 固有肝動脈は、肝臓に酸素を供給する動脈である。

問題 059

解答
12. 尾状葉

◆解説◆
- 右葉・左葉は、解剖学的には肝鎌状間膜を境に、機能的には胆嚢と下大静脈を結ぶカントリー線によって分けられる。

問題 060
◆解答◆
13. 右葉

◆解説◆
- 肝臓の3/4が右葉、1/4が左葉である。

問題 061
◆解答◆
14. 門脈

◆解説◆
- 門脈は、脾静脈、上・下腸間膜静脈が合流し形成される。

問題 062
◆解答◆
15. 解毒

◆解説◆
- 体内に入ってきた毒物、薬物を酸化・還元・加水分解・グルクロン酸抱合し、無毒化する。

問題 063
◆解答◆
16. 貯蔵

◆解説◆
- 血球は、肝細胞にあるクッパー細胞により破壊される。
- 肝臓は、脾臓と同様に血液を貯蔵し、運動時や出血時に血液を動員する。

問題 064
◆解答◆
17. プロトロンビン

◆解説◆
- プロトロンビンの生成には、ビタミンKが必要である。

問題 065
◆解答◆
18. 胆汁

◆解説◆
- 胆汁は肝臓で生成され、胆嚢に収められる。胆汁は胆汁酸塩・胆汁色素・脂質(コレステロールなど)からなる。胆汁のpHは7.8〜8.6である。
- 胆汁は、脂肪の乳化を行って消化・吸収を促進する。
- 特に、胆汁酸塩には、脂肪の乳化作用だけでなく、脂肪・ビタミン・鉄・カルシウムなどの吸収促進作用もある。

PART 7 消化器系・代謝

肝・胆・膵② 膵臓

問題 066
◆解答◆
1. 胆囊管　　2. 総胆管
3. 胆囊　　　4. 小十二指腸乳頭
5. 大十二指腸乳頭　6. 膵頭
7. 十二指腸　8. 肝管
9. 門脈　　　10. 膵体
11. 膵尾　　　12. 副膵管
13. 主膵管

◆解説◆
- 膵臓は、十二指腸と脾臓の間に位置し、第1〜2腰椎の高さで胃の後面に接する。
- 主膵管(導管)は、総胆管と合流して十二指腸のファーター乳頭に開口する。副膵管は、小十二指腸乳頭に開口する。
- 膵臓の大部分は、外分泌部(膵液を分泌する部位)から構成されるが、その間に散在するランゲルハンス島は、内分泌部(ホルモンを分泌する部位)である。

問題 067
◆解答◆
14. 後

解説
- 膵臓は、下大静脈の左で、胃の背側、第1・2腰椎位で腹膜の外にある「腹膜後器官」である。

問題 068
解答
15. 脾臓

解説
- 膵臓は長さ約15cm、重さ平均74gの実質性臓器で、膵頭、膵体、膵尾の3部に区別される。

問題 069
解答
16. ランゲルハンス

解説
- 膵臓の大部分は外分泌腺で、その間にランゲルハンス島の内分泌腺がある。

問題 070
解答
17. 十二指腸

解説
- 十二指腸下行部にあるファーター乳頭は、総胆管と主膵管が合流し閉口する部分をいう。

問題 071
解答
18. トリプシン

解説
- 膵腺から分泌される膵液は、強いアルカリ性（pH8.0〜8.5）で、タンパク質分解酵素（タンパク質をアミノ酸に分解する）であるトリプシンやキモトリプシンがある。トリプシンはトリプシノーゲンとして膵液から分泌され、エンテロキナーゼにより活性化されトリプシンとなる。

問題 072
解答
19. アミロプシンまたはアミラーゼ

解説
- アミロプシンまたはアミラーゼは、デンプンを麦芽糖に分解する酵素である。

問題 073
解答
20. ステアプシン

解説
- ステアプシンは、脂肪を脂肪酸とモノグリセリドに分解する。

PART 7 消化器系・代謝　栄養① 糖質・脂質・タンパク質

問題 074
解答
1. デンプン　2. ブドウ糖
3. 脂肪　4. 脂肪酸
5. タンパク質　6. アミノ酸

解説
- 栄養素は、消化酵素の働きによって分解されてから体内に取り込まれる。

問題 075
解答
7. 単

解説
- 小腸での栄養吸収は、低分子の形で行われるが、単糖類であるグルコース（ブドウ糖）やフルクトース（果糖）、そしてガラクトースは、そのままの形で吸収される。

■栄養吸収と代謝のながれ

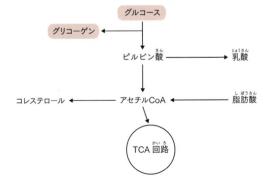

問題 076

解答

8. 二

解説

- 二糖類には、スクロース（ショ糖）、マルトース（麦芽糖）、ラクトース（乳糖）がある。
- 小腸での栄養吸収は、低分子の形で行われるため、二糖類はそのままの形では吸収されない。

問題 077

解答

9. 多

解説

- デンプンは多糖類である。食物には、多糖類の他、単糖類や二糖類が含まれる。
- グリコーゲンは、主に肝臓、骨格筋で貯蔵される多糖類である。

問題 078

解答

10. 2

解説

- 1gの栄養素が体内で燃焼したときに発生するエネルギー（熱量）を以下に示す。
  - **糖質**：4.1kcal
  - **脂質**：9.3kcal
  - **タンパク質**：4.1kcal

問題 079

解答

11. 脂肪酸

解説

- 中性脂肪（脂肪酸：モノグリセリド＝3：1）のことをトリグリセリドという。
- トリグリセリドの基準値は、30～150mg/dLである。150mg/dL以上の場合、高トリグリセリド血症と判定される。

問題 080

解答

12. 変性

解説

- タンパク質が変性すると、本来の機能を失ってしまう。

問題 081

解答

13. アミノ

解説

- アミノ酸は、中心となる炭素分子にアミノ基（アルカリ性）とカルボキシル基（酸性）をもつ。側鎖（R基）の違いによって、20種類のアミノ酸に分類される。

問題 082

解答

14. 10

解説

- 成人の場合、必須アミノ酸は、ロイシン、バリン、イソロイシン、リジン、メチオニン、フェニルアラニン、スレオニン、トリプトファン、ヒスチジンの9種類である。必須アミノ酸は体内で十分合成されず、食事から摂取しなければならない。
- 小児の場合、上記9種類にアルギニンを加えた10種類が必須アミノ酸といわれている。

問題 083

解答

15. 細胞質

解説

- 細胞内に酸素量が少ないと解糖系乳酸が生じる。

■乳酸発生のしくみ

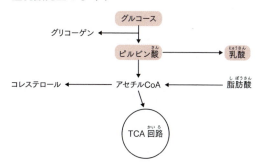

問題 084

解答

16. ミトコンドリア

解説

- ミトコンドリアは、酸素貯蔵器官である。内部にあるクエン酸回路、電子伝達系などの反応により、酸素を使ってタンパク質・糖質・脂質を分解し、細胞に必要なエネルギー源であるATP（アデノシン三リン酸）を産生する。

問題 085

解答

17. 糖新生

解説

- 糖新生は、乳酸やアミノ酸からブドウ糖を作る反応で、グルカゴン、コルチゾールが働く。
- 糖新生は、主に肝臓・腎臓でさかんに行われる。

問題 086

解答

18. 転移

解説

- AST（GOT）はアスパラギン酸アミノ基転移酵素、ALT（GPT）はアラニンアミノ基転移酵素である。転移酵素により新アミノ酸が生成される。
- ドパミン、アドレナリン、ノルアドレナリンを総称してカテコールアミンという。

問題 087

解答

19. アミノ酸

解説

- ドパミンは、脳内の神経伝達物質である。脳内の神経伝達物質には、ドパミンの他、ヒスタミン、セロトニンがある。

問題 088

解答

20. 尿素またはオルニチン

解説

- アミノ酸（タンパク質の成分）の一部が、代謝によりアンモニアとなる。アンモニアは、肝臓で尿素サイクル（オルニチン回路）により尿素となるため、肝機能障害があると血中アンモニア濃度が増加する。

問題 089

解答

21. 肝

解説

- 脂肪過剰摂取では、肝臓でコレステロールが作られる。
- 総コレステロールの基準値は120～220mg/dLで、250mg/dL以上の場合、高コレステロール血症と判定される。ちなみに、総コレステロールが上昇する病態として、動脈硬化症などが考えられる。

問題 090

解答

22. 肝

解説

- HDL（高比重リポタンパク質）は末梢組織から肝臓へコレステロールを運ぶ。
  - HDL-C（高比重リポタンパクコレステロール）：基準値は37～67mg/dL（M）、40～71mg/dL（F）。
- LDL（低比重リポタンパク質）は末梢組織へコレステロールを運ぶ。
  - LDL-C（低比重リポタンパクコレステロール）：基準値は70～139mg/dL。
- VLDL（超低比重リポタンパク質）は、肝臓からのトリグリセリドやコレステロールを末梢組織に運搬する。

問題 091

解答

23. アラキドン

解説

- 必須脂肪酸とは、体内で合成できない（摂取す

る必要がある）脂肪酸のことで、不飽和脂肪酸（リノール酸、α-リノレン酸、アラキドン酸など）が含まれる。
- アラキドン酸から合成されるプロスタグランジンは、発痛物質である。

問題 092
解答
24. 尿酸

解説
- プリン塩基には、アデニン（A）とグアニン（G）がある。

問題 093
解答
25. ウラシル

解説
- DNAの塩基は、アデニン（A）、グアニン（G）、シトシン（C）、チミン（T）である。
- RNAの塩基は、A、G、C、ウラシル（U）である。

PART 7 消化器系・代謝　栄養② ビタミン

問題 094
解答
1. 脂　2. 水
3. B_1　4. B_2
5. B_6　6. B_{12}
7. C　8. E
9. K　10. 夜盲
11. ペラグラ　12. くる

解説
- ビタミンは、水溶性ビタミンと脂溶性ビタミンに分かれる。
- ビタミン欠乏が生じると、種々の症状が引き起こされる。

問題 095
解答
13. 夜盲症

解説
- ビタミンA不足は、夜盲症の他、眼球乾燥症、角膜軟化症、皮膚乾燥症などを引き起こす。
- ビタミンA、ビタミンD、ビタミンE、ビタミンKなどは、脂溶性ビタミンである。

問題 096
解答
14. B_1

解説
- ビタミンB_1（チアミン）欠乏により起こる脚気は、運動神経より知覚神経のほうが侵されやすい。症状は下肢から始まり歩行障害が起こる。その他にウェルニッケ脳症（眼球運動障害・失調性歩行・意識障害の三徴候）がある。
- ビタミンB_1の分解酵素は、アノイリナーゼである。

問題 097
解答
15. B_2　16. B_6
17. B_{12}

解説
- ビタミンB_2不足では口角炎、口唇炎の他、脂漏性湿疹も起こる。
- ビタミンB_6不足では皮膚炎の他、けいれんも起こりうる。
- ビタミンB_{12}不足では、悪性貧血の他、巨赤芽球性貧血が起こりうる。

問題 098
解答
18. ペラグラ

解説
- ペラグラでは皮膚炎、下痢、痴呆の三主要症状がみられる。
- ナイアシンは、米ぬか・カツオ・シイタケ・レバー・葉菜類などに多く含まれている。

問題 099
解答
19. C

解説
- ビタミンCが欠乏すると、壊血病が生じる。
- ビタミンB群、ビタミンC、葉酸、ナイアシン、パントテン酸などは、水溶性ビタミンである。

問題 100
解答
20. くる病

解説
- ビタミンDの不足は、くる病の他、骨軟化症を引き起こす。

問題 101
解答
21. K

解説
- ビタミンKは、肝臓で行われるプロトロンビンの生成時に必要となる。
- ビタミンKが欠乏すると、出血傾向、新生児メレナ（主に消化管に生じる出血）などが生じる。

問題 102
解答
22. E

解説
- ビタミンEが欠乏すると、習慣性流産が生じる（しかし、ビタミンE不足は、ほとんどみられない）。

問題 103
解答
23. 水溶性　　24. 脂溶性

解説
- 水溶性ビタミンは、多量に摂取しても吸収できない分は尿中に排泄される。一方、脂溶性ビタミンは、過剰摂取すると体内に蓄積されて種々の障害を引き起こす。

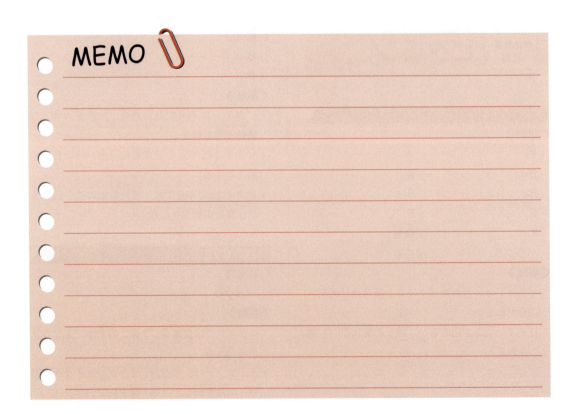

PART 8 泌尿器系①　尿のながれ
泌尿器系・生殖器系

問題 001
解答
1. 副腎
2. 腎臓
3. 尿管
4. 膀胱

解説
- 腎臓と尿路（尿管、膀胱、尿道）が泌尿器系である。

問題 002
解答
5. 第3腰椎
6. 低

解説
- 腎臓はソラマメ形で重さ130gであり、高さは第12胸椎〜第3腰椎で脊柱の両側にある。
- 右腎は肝臓の右葉に圧迫されるため、左腎よりやや低い位置をとる。

問題 003
解答
7. 腹膜後

解説
- 腹膜は、漿膜（上皮性で、体腔とその内部にある器官の表面をおおう膜）である。腹膜の他、胸膜、心膜も漿膜である。
- 腎臓は、脂肪に包まれて後腹壁に接する腹膜後器官である。

大腿動脈穿刺後に生じた強い腰背部痛は、後腹膜血腫を疑う所見である

問題 004
解答
8. 尿管

解説
- 尿管は、長さ25〜30cm、太さ約4〜7mmである。膀胱に斜めに入ることで弁構造をなし、これが尿の逆流を防止している。

問題 005
解答
9. 子宮

解説
- 膀胱、前立腺、子宮、卵管、卵巣、直腸などは、骨盤腔（寛骨、仙骨、尾骨で囲まれた部位）にある。

問題 006
解答
10. 長
11. 前立

解説
- 尿道の長さは、男性では16cm、女性では4cmである。女性の尿道は短いため、外尿道口からの感染を起こしやすい（逆行性尿路感染）。
- 前立腺は、正常であればやわらかいが、前立腺肥大などによって尿道の狭窄が生じると、尿閉（尿が出ないこと）が生じる。

高齢者など免疫機能が低下した状態にある患者に逆行性尿路感染が生じると、腎盂腎炎や敗血症を引き起こすなど、重篤化するリスクがある

問題 007
解答
12. 腟

解説
- 腟は子宮に続く長さ7〜8cmの扁平な筒状器官で、交接管と産道を兼ねている。

腟や子宮、バルトリン腺からの分泌液や頸管粘液が外陰部に排出されたものを帯下（たいげ）という。帯下は、一般的に「おりもの」とも呼ばれる

PART 8 泌尿器系／生殖器系
泌尿器系② 腎

問題 008
解答
1. 腎盂
2. 尿管
3. 腎小体またはマルピギー小体
4. ボウマン嚢
5. 糸球体
6. ヘンレループ
7. 集合管
8. 皮質
9. 髄質
10. 腎乳頭
11. 輸入細動脈
12. 近位尿細管
13. 緻密斑

解説
- 腎臓は腹膜後器官で、脊柱の両側にあり、左腎のほうが右腎よりやや高い位置にある(肝右葉があるため)。
- 片方の腎臓には、ネフロン(腎小体と尿細管)が約100万個ある。
- 腎小体は糸球体とボウマン嚢から、尿細管は近位尿細管・ヘンレループ・遠位尿細管・集合管からなる。
- 糸球体でろ過された原尿から、近位尿細管で水・ナトリウム・ブドウ糖・アミノ酸・カリウムが吸収され、遠位尿細管でカリウムが分泌されて尿中に排泄される。

問題 009
解答
14. 腎門
15. 腎杯

解説
- 腎門には、血管・神経・リンパ管などが出入りしている。
- 腎盂には、両腎で約10個の腎杯があり、尿管へと移行する。

問題 010
解答
16. 尿細管
17. 糸球体

問題 011
解答
18. ヘンレ

解説
- 近位尿細管は皮質内、ヘンレループは髄質内、遠位尿細管は再び皮質内にある。
- 集合管は皮質から髄質を貫く。

問題 012
解答
19. ブドウ糖
20. アミノ酸
21. 水
22. ナトリウムイオン

解説
- クレアチニン、アンモニア、イヌリン、パラアミノ馬尿酸(PAH:腎機能検査用薬剤)は、尿細管では再吸収されない。
- ちなみに、ろ過されたナトリウムイオンは、大部分(80%)が近位尿細管で再吸収される(ヘンレループの下行脚・上行脚もわずかに再吸収する)。
- また、遠位尿細管や集合管は、アルドステロンにより、能動的にナトリウムイオンを再吸収する。

問題 013
解答
23. 血漿
24. 血球

解説
- 糸球体のろ過は、血圧と膠質浸透圧の差により行われる。
- 糸球体でろ過されるのは、低分子(水、無機イオン、アミノ酸、ブドウ糖など)である。血中の血球(赤血球など)や、タンパク質(アルブミン)など大きな分子は、ろ過されない。

問題 014

解答

25. 110

解説

- 腎糸球体ろ過量の基準値は、100〜125mL/分である。

問題 015

解答

26. 近位

解説

- ブドウ糖やアミノ酸の他、水（80％）やナトリウムイオン（80％）も近位尿細管で再吸収される。
- 近位尿細管で吸収されなかった水やナトリウムイオンは、ヘンレループ、遠位尿細管、集合管で再吸収される。

PART 8 泌尿器系・生殖器系
泌尿器系③ 排尿のしくみ

問題 016

解答

1. 下腹
2. 骨盤
3. 陰部
4. 頸髄
5. 胸髄
6. 腰髄
7. 仙髄

解説

- 排尿のしくみは、以下の3ステップに分けられる。
- ①**尿意の発生**：膀胱内圧上昇→脊髄を介して刺激が脳幹に伝わる。
- ②**排尿の準備**：脳幹は、骨盤神経を刺激して膀胱を収縮させ、下腹神経を抑制して膀胱括約筋をゆるめる。
- ③**排尿の実施**：大脳皮質が陰部神経を抑制して尿道括約筋をゆるめ、排尿が起こる。

問題 017

解答

8. バソプレシン

解説

- バソプレシン（ADH、抗利尿ホルモン）は、脳下垂体後葉から分泌されるホルモンで、腎尿細管に働き、水分の再吸収を促進し、尿量を減少させる。
- 血液の浸透圧が上昇すると、バソプレシンの分泌がさかんになる。

問題 018

解答

9. レニン

解説

- レニンは、腎臓の糸球体近接細胞（傍糸球体細胞）から分泌され、アンジオテンシノーゲンをアンジオテンシンⅠに変換する。
- アンジオテンシンⅠは生体内でアンジオテンシンⅡになり、血圧を上昇させるとともに、アルドステロン（副腎皮質ホルモン）の分泌を促進する。

■レニン-アンジオテンシン-アルドステロン系

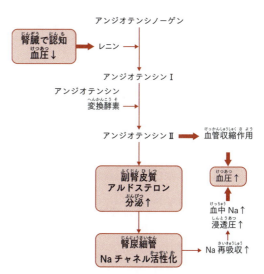

問題 019

解答

10. エリスロポエチン

◆解説
- エリスロポエチンは、腎臓から分泌される赤血球系細胞の造血因子で、骨髄の赤芽球の分裂を促進し、赤血球数を増加させる。
- エリスロポエチンは低酸素に反応して産生され、腎機能が低下すると分泌が減少する。

問題 020
◆解答
11. 酸

◆解説
- 尿pHの基準値は4.5〜6.5である。
- なお、尿に関するその他の基準値は、尿量600〜1,600mL/日、尿比重1.006〜1.030である。
- ちなみに、尿の組成は、水分90〜95%、固形成分30〜70g/日である。

問題 021
◆解答
12. 仙髄

◆解説
- 排尿を調整する中枢は、大脳皮質・脳幹・脊髄である。

問題 022
◆解答
13. 骨盤

◆解説
- 骨盤神経は副交感神経、陰部神経は脊髄神経である。

問題 023
◆解答
14. 尿閉
15. 無尿
16. 頻尿

◆解説
- 成人の正常尿量は、600〜1,600mL/日である。尿量異常の判断基準を以下に示す。
  ①乏尿：400mL/日以下
  ②無尿：100mL/日以下
  ③多尿：2,500mL/日以上

- 成人の排尿回数は、通常、4〜6回/日とされている。排尿回数の異常と判断する基準を以下に示す。
  ①頻尿：排尿回数の増加（10回/日以上）
  ②稀尿：排尿回数の減少（2回/日以下）
- 尿閉は、まったく尿が出ない状態である。

乏尿や無尿は、腎不全や脱水などによって尿が生成されにくくなったことで生じる。尿閉は、前立腺肥大や膀胱の神経障害によって、尿は生成されているが排出されない状態を指す

PART 8 生殖器系① 男性生殖器
泌尿器系・生殖器系

問題 024
◆解答
1. 膀胱　2. 前立腺
3. 陰茎海綿体　4. 尿道海綿体
5. 精巣上体　6. 精巣
7. 尿管　8. 精管
9. 直腸　10. 精嚢
11. 尿道球腺　12. 外尿道括約筋

◆解説
- 男性の生殖器官は、精巣、精路（精巣上体、精管、射精管）、付属腺（精嚢、前立腺、尿道球腺）、外生殖器（陰茎、陰嚢）からなる。

問題 025
◆解答
13. 睾丸

◆解説
- 精巣は、左右一対の実質性器官で、陰嚢の中にある。重さは約10gである。

問題 026
◆解答
14. ライディッヒ

◆解説
- ライディッヒ細胞は、曲精細管の間にあり、テストステロンなどの男性ホルモンを分泌する。

問題 027

解答
15. 精細管　　16. 射精

解説
- 精子は、曲精細管でつくられ、近傍にある精祖細胞が細胞分裂を繰り返し、精細胞をつくる。
- 精管は、前立腺に進入する直前または前立腺内で、精嚢の導管と合する。

問題 028

解答
17. セルトリ

解説
- セルトリ細胞は、曲精細管壁にあり、精上皮の支持と精細胞への栄養供給を行う。
- 曲精細管壁には、精子を産生する精細胞も存在している。

問題 029

解答
18. 尿道球腺またはカウパー腺

解説
- 尿道球腺（カウパー腺）は、前立腺の直下にあり、尿生殖隔膜に埋まっている。長さ3cmの導管をもって尿道海綿体部の下壁に開く。
- 尿道球腺は女性の大前庭腺（バルトリン腺）に対応する。

問題 030

解答
19. アルカリ

解説
- 前立腺は精臭のある乳白色のアルカリ性液（精液の20%）を分泌する。

問題 031

解答
20. 陰茎

解説
- 陰茎には、海綿体組織（結合組織性皮膜）がある。

PART 8　生殖器系②　女性生殖器
泌尿器系・生殖器系

問題 032

解答
1. 子宮底　　2. 固有卵巣索
3. 卵管　　4. 卵管采
5. 卵巣　　6. 子宮頸管
7. 膣　　8. 大陰唇
9. 外尿道口　　10. 小陰唇
11. 膣前庭
12. 大前庭腺またはバルトリン腺
13. 陰核　　14. 膣口
15. 会陰　　16. 肛門

解説
- 卵巣は骨盤腔内で子宮の両側にある実質器官、卵管は卵巣から子宮底に向かって子宮広間膜上縁に沿って走る管、子宮は膀胱と直腸の間、膣は膀胱と尿道の後ろで直腸の前を下る器官である。
- 大陰唇は左右から外陰部の外郭をつくる皮膚、小陰唇は大陰唇の内側で膣前庭を囲む器官である。
- 陰核は男性の陰茎、大前庭腺（バルトリン腺）は男性の尿道球腺に相当する器官である。

問題 033

解答
17. 1

解説
- 卵巣は、卵子生成と女性ホルモンを分泌する生殖腺である。重さ約7gの大きさで骨盤腔にある左右1対の実質器官である。

問題 034

解答
18. グラーフまたは成熟

解説
- グラーフ卵胞は、胞状卵胞が成熟したもので、成熟卵胞とも呼ばれる。

問題 035
解答
19. 卵管采

解説
- 卵管采のうち、卵巣へ到達する長い1本の突起を卵巣采という。

問題 036
解答
20. 子宮底

解説
- 子宮内腔の上部を子宮底、子宮内腔の主部を子宮体、子宮内腔の下部を子宮頸という。

子宮頸がんは、HPV（ヒトパピローマウイルス）感染症によって発症率が上昇する

問題 037
解答
21. 筋層

解説
- 子宮内膜には、機能層（月経で剥離する層）と基底層（月経で剥離しない層）がある。
- 子宮筋は平滑筋で、外膜は子宮体の前面と後面を包む。

問題 038
解答
22. ダグラスまたは直腸子宮

解説
- ダグラス窩（直腸子宮窩）は、子宮と直腸の間にある腹膜でおおわれたくぼみのことである。

腹腔内臓器がんがダグラス窩に播種性転移（種をまいたようにがん細胞がちらばって転移巣をつくること）することを「シュニッツラー転移」という

問題 039
解答
23. 直腸

解説
- 腟内には、デーデルライン桿菌（乳酸桿菌）という常在細菌が存在し、病原微生物の増殖を防

いでいる。
- 腟粘膜には多数の横ヒダがみられ、角化しない重層扁平上皮でおおわれる。
- 腟の筋層は内輪・外輪の2層からなる。

問題 040
解答
24. バルトリンまたは大前庭

解説
- バルトリン腺（大前庭腺）は、エンドウマメ大の付属生殖腺で、前庭球の後端にある。
- バルトリン腺は、男性の尿道球腺（カウパー腺）に相当する。

PART 8 泌尿器系・生殖器系 生殖器系③ 性ホルモン

問題 041
解答
1. 卵胞刺激ホルモン 2. 黄体形成ホルモン
3. エストロゲン   4. プロゲステロン
5. 増殖期   6. 分泌期

解説
- 排卵（約28日前後の周期）に伴う卵巣・子宮の周期的な変化を性周期という。
- 性周期に合わせて血中のホルモンなども変動する。

問題 042
解答
7. エストロゲン

解説
- エストロゲン（女性ホルモン）は、胎児期に分泌されて第一次性徴を促進し、思春期に分泌が増加されて第二次性徴（乳腺の発達、骨格の女性化、皮下脂肪の沈着、副生殖器の発育など）の発現を促進するとともに、女性生殖器の発育促進、生殖機能の維持に作用する。
- 閉経後は、副腎皮質から分泌されるアンドロゲ

ンがエストロゲンに変換され、血中に放出される。
- 更年期（44～55歳）に入ると、卵巣の機能低下とともにエストロゲン分泌が急激に減少し、更年期障害が生じる。

問題 043

解答
8. 黄体

解説
- 受精が成立しないと、卵胞は黄体を経て白体になる。

問題 044

解答
9. 黄体ホルモン

解説
- 黄体ホルモン（プロゲステロン）は、排卵後、急激に分泌が増加する。

問題 045

解答
10. 分泌期

解説
- 性周期には、卵巣周期と月経周期（子宮周期）がある。
- **卵巣周期**：卵胞期（＝月経周期の月経期と増殖期）、排卵期、黄体期（＝月経周期の分泌期）からなる。
- **月経周期**：月経期、増殖期、分泌期からなる。

問題 046

解答
11. 女

解説
- 性別は、受精時に決定する。XYでは、男性が誕生する。

問題 047

解答
12. 中

解説
- 中胚葉由来は脊柱・泌尿器系、外胚葉由来は神経系全般・表皮・感覚器の主部、内胚葉由来は消化・呼吸器系、間葉由来は循環器系となる。

問題 048

解答
13. 減数

解説
- 精子がもつ性染色体は、2種類（X染色体、Y染色体）ある。

問題 049

解答
14. 1

解説
- 卵子がもつ性染色体は、X染色体1種のみである。

問題 050

解答
15. アポクリンまたは大汗

解説
- アポクリン腺は大汗腺とも呼ばれ、腋窩、乳輪、外陰部などに限局して分布する。
- アポクリン腺の分泌物は、脂肪を含んでいるため、独特のにおい（体臭）がある。

問題 051

解答
16. テストステロン

解説
- テストステロンは黄体形成ホルモンにより分泌促進され、タンパク質合成や骨格筋の発育・強化などを行う。
- テストステロン分泌は加齢によって低下するものの、70歳代でも20歳代の70％程度は分泌される。

PART 9 内分泌腺の働き

問題 001

解答
1. 下垂体
2. 副腎
3. 卵巣
4. 精巣
5. 甲状腺
6. 上皮小体
7. 膵臓

解説
- 内分泌腺からはホルモンが分泌される。ホルモンは、血液を介して、標的器官の細胞膜や細胞質に結合することで、作用を及ぼす。
- 内分泌腺は導管をもたない。

問題 002

解答
8. フィードバック

解説
- フィードバック機構とは、環境変化の影響をより正常方向に向かせるように、身体の各器官系が協力して働くように作用するものである。
- フィードバック機構には正と負があるが、生体では、ほとんどが負のフィードバック機構である。
- 正のフィードバック機構は、排卵や分娩時に働き、正常血中ホルモン濃度より増加させる作用である。

問題 003

解答
9. ステロイド

解説
- ペプチド型ホルモンに含まれるのは、視床下部ホルモンと下垂体ホルモンのすべて、インスリンである。
- アミン型ホルモンに含まれるのは、甲状腺ホルモン、副腎髄質ホルモンである。
- ステロイド型ホルモンに含まれるのは、副腎皮質ホルモンと性ホルモンである。

問題 004

解答
10. 受容体

解説
- 受容体には、膜受容体と細胞内受容体がある。
- 膜受容体には、ペプチド型とアミン型ホルモンが結合して作用する。
- 細胞内受容体には、ステロイドホルモン、甲状腺ホルモンが結合し作用する。

PART 9 内分泌腺 松果体

問題 005

解答
1. 下垂体
2. 松果体

解説
- 松果体は、間脳(第3脳室)の視床上部にあり、松果体細胞(メラトニンを分泌する)と神経膠細胞(支持細胞)からなる。
- 成人になると松果体が退化し、脳砂(空洞、沈着物質)が生じる。

問題 006

解答
3. 視床上部

解説
- 松果体からは、体内(生物)時計に関与するといわれるメラトニンというホルモンが分泌される。

問題 007

解答
4. メラトニン

解説
- サーカディアンリズム(日周リズム)は、1日(24時間)の明暗のサイクルに同調しており、視床

上部にある松果体から分泌されるメラトニンが関与している。
- メラトニンの分泌は、昼間に減少し、夜間に増大する。

PART 9 内分泌腺　下垂体

問題 008

解答
1. 視索上核
2. 下垂体門脈
3. 前葉
4. 隆起核
5. 室傍核
6. 後葉

解説
- 発生学的にいうと、下垂体は、腺性下垂体（前葉・中間葉・隆起部）と神経性下垂体（後葉・漏斗柄）が合体したものである。

問題 009

解答
7. 蝶形

解説
- トルコ鞍の中央部の凹みを下垂体窩という。

問題 010

解答
8. 下垂体門脈

解説
- **下垂体門脈系**：視床下部隆起部に進入した動脈は一度毛細血管網をつくったのち、十数条の門脈幹となって前葉に下がり、再び毛細血管網となって前葉の分泌細胞に接している。

 2つの毛細血管網にはさまれた血管のことを門脈という。肝臓の門脈系も同様に、2つの毛細血管網にはさまれている

問題 011

解答
9. 視床下部

解説
- 下垂体が位置するのは、間脳の視床下部の下端である。

問題 012

解答
10. 成長ホルモン

解説
- 成長ホルモンは、脳下垂体前葉から分泌されるホルモンで、成長作用（骨の成長・促進）、代謝促進（タンパク質の合成促進）、血糖値上昇などを調節する作用がある。
- 血清成長ホルモン濃度は、睡眠の充足によって増加する。
- なお、脳下垂体前葉からは、成長ホルモンの他、甲状腺刺激ホルモン、副腎皮質刺激ホルモン、性腺刺激ホルモン、プロラクチンが分泌される。

問題 013

解答
11. 甲状腺

解説
- TSHは甲状腺刺激ホルモンの略語で、甲状腺を刺激する。

問題 014

解答
12. 副腎皮質

解説
- ACTHは副腎皮質刺激ホルモンの略語で、副腎皮質を刺激する。

問題 015

解答
13. 卵胞

解説
- FSHは、卵胞刺激ホルモンの略語で、卵胞を刺激する。
- FSHは、男性では精子の形成を促進するので、精子形成ホルモンとも呼ばれている。

問題 016
解答
14. 黄体

解説
- LHは、黄体形成ホルモンの略語で、卵胞を刺激する。
- LHは男性に対しては男性ホルモンの分泌を促進するので、間質刺激ホルモンと呼ばれている。

問題 017
解答
15. ゴナドトロピン

解説
- ゴナドトロピンは、性腺刺激ホルモンとも呼ばれる。

問題 018
解答
16. プロラクチン

解説
- プロラクチンは脳下垂体前葉から分泌されるホルモンで、乳腺に働き、乳汁分泌を促進する。

問題 019
解答
17. 神経

解説
- 下垂体後葉ホルモンは、視床下部の視索上核・室傍核の神経細胞でつくられ、神経細胞の軸索を通って後葉に入り、必要に応じて血液中に分泌される。これを神経分泌という。

問題 020
解答
18. バソプレシン

解説
- バソプレシン（ADH、抗利尿ホルモン）は、脳下垂体後葉から分泌されるホルモンで、腎の尿細管に働き、水分の再吸収を促進する。

問題 021
解答
19. オキシトシン

解説
- オキシトシンは、下垂体後葉から分泌されるホルモンである。

問題 022
解答
20. バソプレシン

解説
- 血液の浸透圧が上昇すると、下垂体後葉からバソプレシン、副腎皮質からアルドステロンの分泌がさかんになる。

問題 023
解答
21. 巨人症

解説
- 巨人症は幼児期に成長ホルモン分泌が過剰となり発症する。
- また、先端巨大症（末端肥大症）は、成長ホルモンの成人期からの過剰分泌によって起きる。

問題 024
解答
22. 低身長症

解説
- 低身長症は、幼児期に成長ホルモン分泌が不足したときに発症する。

問題 025
解答
23. 尿崩症

解説
- バソプレシンは腎尿細管で水分の再吸収を行うホルモンである。
- 尿崩症の尿量は4〜10L/日（正常時の約3〜6倍）である。

問題 026
解答
24. バセドウ病

解説
- バセドウ病の主な症状は、いわゆるメルセブルグの3主徴(甲状腺腫、頻脈、眼球突出)、発汗過多などである。

問題 027
解答
25. クレチン病

解説
- 甲状腺機能低下は、機能低下が発症した時期によって、以下の2種類に分けられる。
- **胎児期〜幼児期の発症**：新生児甲状腺機能低下症(クレチン病)。低身長、知能低下、精神遅滞などがみられる。
- **成人期の発症**：成人型甲状腺機能低下症(粘液水腫)。眼瞼浮腫、皮膚の肥厚と腫脹、精神活動性の低下、頭髪の脱毛、寒冷耐性の低下、徐脈などがみられる。

PART 9 内分泌腺　甲状腺

問題 028
解答
1. 右
2. 左
3. 上皮小体
4. 上皮
5. 濾胞傍

解説
- 甲状腺は、甲状軟骨中央部から気管上部に位置する。
- 小葉内には、濾胞(コロイド物質を含む濾胞腔と、それを取り囲む濾胞細胞で構成される)と濾胞傍細胞がある。
- 濾胞細胞からはサイロキシンやトリヨードサイロニンが、濾胞傍細胞からはカルシトニンが分泌されている。
- 上皮小体は、甲状腺の後面に位置し、パラソルモンを分泌する主細胞と、好酸性細胞から構成される。

問題 029
解答
6. フィードバック

解説
- 甲状腺ホルモンの増減は視床下部、下垂体前葉にフィードバックし一定のホルモン濃度が維持される。

問題 030
解答
7. 甲状腺

解説
- 上皮小体は、副甲状腺のことである。
- 上皮小体から分泌されるホルモンであるパラソルモン(上皮小体ホルモン、副甲状腺ホルモン)は、骨からのカルシウムイオン(Ca^{2+})の遊離を起こして血中Ca^{2+}濃度を高めたり、腎の尿細管に作用してCa^{2+}の再吸収を促進する。

問題 031
解答
8. パラソルモン

解説
- パラソルモン(上皮小体ホルモン、副甲状腺ホルモン)は、骨吸収や腎尿細管からのカルシウム再吸収を促進することで、血中カルシウム濃度を上昇させる。

問題 032
解答
9. サイロキシン

解説
- 甲状腺ホルモンにはサイロキシン(T4)とトリヨードサイロニン(T3)、そしてカルシトニンがある。
- T3とT4はヨードの数(T3は3つ、T4は4つ)による構造上の違いがある。

- 生理活性の強さはT3＞T4であるが、血中濃度の濃さはT4＞T3である。

問題 033

解答
10. カルシウム

解説
- カルシトニンは甲状腺から分泌されるホルモンで、血中カルシウム濃度を低下させる（骨吸収を抑制する）。
- カルシトニンは、副甲状腺ホルモン（パラソルモン、上皮小体ホルモン）と拮抗する。

互いに効果を打ち消す方向に作用することを「拮抗」という

問題 034

解答
11. パラソルモン

解説
- パラソルモン（上皮小体ホルモン、副甲状腺ホルモン）は、骨吸収や、腎尿細管からのカルシウム再吸収を促進し、血中カルシウム濃度を上昇させる。

問題 035

解答
12. テタニー

解説
- パラソルモン（上皮小体ホルモン、副甲状腺ホルモン）が不足すると、血中カルシウム濃度が著しく低下するため、運動神経や筋力興奮性が亢進し、筋けいれんを起こすテタニーとなる。

テタニーは、過換気症候群やカルシウム不足で生じる

PART 9 内分泌腺 膵臓

問題 036

解答
1. 小十二指腸乳頭　2. 大十二指腸乳頭
3. 膵頭　4. 十二指腸
5. 膵体　6. 膵尾
7. 副膵管　8. 主膵管
9. A（α）細胞　10. B（β）細胞
11. D（δ）細胞

解説
- 膵臓は、外分泌部（膵液を分泌する）と内分泌部（ホルモンを分泌する）からなる。内分泌部はランゲルハンス島に多くみられる。
- 腺細胞の割合は、グルカゴンを分泌するA（α）細胞が約20％、インスリンを分泌するB（β）細胞が約70％、ソマトスタチンを分泌するD（δ）細胞が約10％である。

問題 037

解答
12. B（β）

解説
- ラ島（ランゲルハンス島）のA（α）細胞は15〜20％、B（β）細胞は60〜70％、D（δ）細胞は10〜20％それぞれ占める。

問題 038

解答
13. インスリン

解説
- 血糖値を下げるホルモンは、インスリンのみである。
- インスリンは、肝臓・筋肉・脂肪組織に働きかけ、肝臓のグルコースからのグリコーゲン合成、脂肪組織でのグルコースからの脂肪の合成を促進する。

問題 039
解答
14. グルカゴン

解説
- グルカゴンはグリコーゲンを分解し、グルコース(ブドウ糖)を血中に放出し、血糖値を上昇する。

問題 040
解答
15. ソマトスタチン

解説
- インスリンは膵臓のラ島(ランゲルハンス島)のB(β)細胞から、グルカゴンはラ島(ランゲルハンス島)のA(α)細胞から、それぞれ分泌される。

問題 041
解答
16. インスリン

解説
- 血糖値を上昇させるホルモンはグルカゴン・サイロキシン・コルチゾン・アドレナリンである。
- 血糖値を低下させるホルモンは、インスリンのみである。

問題 042
解答
17. ペプチドまたはポリペプチド

解説
- ホルモンの化学構造は、①ペプチド型ホルモン(視床下部・下垂体ホルモン、上皮小体ホルモン、膵臓ホルモン)、②ステロイド型ホルモン(副腎皮質ホルモン、性腺ホルモン)、③アミン型ホルモン(副腎髄質ホルモン、甲状腺ホルモン)の3つに分けられる。

問題 043
解答
18. 糖尿

解説
- 糖尿病の三大合併症は神経障害、腎症、網膜症である。その他に動脈硬化、心筋梗塞、高血圧などを認める。
- 1型糖尿病(IDDM)は、全糖尿病の5%以下を占め、ウイルス感染などによる自己抗体がβ(B)細胞を破壊するものである。発症年齢は15歳以下、体型は正常〜やせである。

2型糖尿病は、中年以上に多く、過食や運動不足などの生活習慣によって生じる

PART 9 内分泌腺 副腎

問題 044
解答
1. 球状帯　2. 束状帯
3. 網状帯　4. 副腎皮質
5. 副腎髄質

解説
- 副腎皮質で分泌されるのは、ステロイドホルモンである。球状帯からはアルドステロン(電解質コルチコイド)、束状帯からはコルチゾン(糖質コルチコイド)、網状帯からはアンドロゲン(男性ホルモン)が、それぞれ分泌されている。
- 副腎髄質からはカテコールアミン(アドレナリンやノルアドレナリンなど)が分泌されている。

問題 045
解答
6. アドレナリン

解説
- アドレナリンによる血糖上昇は、グリコーゲンをブドウ糖に分解して血液中に放出することによって生じる。

問題 046
(解答)
7. ノルアドレナリン

<解説>
- ノルアドレナリンには、主に末梢血管を収縮させ、血圧を上昇させる作用がある。

問題 047
(解答)
8. コルチゾン

<解説>
- コルチゾン（糖質コルチコイド）は、副腎皮質の束状帯から分泌される。

問題 048
(解答)
9. アルドステロン

<解説>
- アルドステロン（鉱質コルチコイド）は副腎皮質の球状帯から分泌される。
- アルドステロンは、血中ナトリウム濃度の低下により分泌される。
- 腎でのナトリウムイオンの再吸収を行うのは、アルドステロンのみである。

問題 049
(解答)
10. アンドロゲン

<解説>
- 副腎皮質の網状帯から分泌されるデヒドロエピアンドロステロンは、男性ホルモン（アンドロゲン）の一種である。

問題 050
(解答)
11. アルドステロン

<解説>
- アルドステロンは血中ナトリウム濃度の低下により分泌され、腎尿細管でナトリウムイオン再吸収とカリウムイオン排泄を促進する。また、血圧上昇作用もある。

問題 051
(解答)
12. ステロイド

<解説>
- ステロイドホルモンには、副腎皮質ホルモン、性腺ホルモンがある。
- ステロイドホルモンは、細胞内にある受容体に結合して複合体を形成したのち、核内に入ってDNAに働きかけ、RNAを介してタンパク質を合成することで生理活性を行う。

 カリウム保持性利尿薬の構造は、ステロイドと似ているため、副作用として女性化乳房が生じうる

問題 052
(解答)
13. アミン

<解説>
- アミン型ホルモンには、副腎髄質ホルモン、甲状腺ホルモンがある。
- アミン型ホルモンのうち、副腎髄質ホルモンは細胞膜の受容体に結合することで、細胞内のATPをcAMPに合成する。一方、甲状腺ホルモンは、直接DNAに結合し、RNAに転写してタンパク質を合成することで、生理活性を行う。

問題 053
(解答)
14. カテコールアミン

<解説>
- カテコールアミンには、アドレナリン、ノルアドレナリン、ドパミンが含まれる。
- カテコールアミンの作用は、心拍出量の増加、血圧上昇、遊離脂肪酸の動員、中枢神経の刺激である。

問題 054
(解答)
15. クッシング

〈解説〉
- クッシング症候群は、副腎皮質の過形成、腫瘍、下垂体腺腫などにより、糖質コルチコイド（おもにコルチゾン）の過剰分泌によりみられ、20～40歳の女性に多い。中心性肥満（体幹のみの肥満）が特徴的な症状である。

問題 055
〈解答〉
16. アルドステロン

〈解説〉
- アルドステロンは、腎尿細管でナトリウムイオン（Na⁺）再吸収とカリウムイオン（K⁺）排泄を促進する。腎でのナトリウムイオンの再吸収を行うのは、アルドステロンのみである。

問題 056
〈解答〉
17. アジソン

〈解説〉
- アジソン病は筋肉の無力、皮膚の異常色素沈着、体重減少、低血圧などの症状がみられる。

PART 9 内分泌腺　精巣・卵巣

問題 057
〈解答〉
1. 精管
2. 精索
3. 精巣上体管
4. 精巣輸出管
5. 精巣網
6. 精細
7. 白膜
8. セルトリ
9. ライディッヒまたは間質

〈解説〉
- 精巣では、ライディッヒ（間質）細胞が、男性ホルモンであるテストステロンを分泌する。
- 卵巣では、卵胞がエストロゲン（卵胞ホルモン）とプロゲステロン（黄体ホルモン）を分泌する。

問題 058
〈解答〉
10. テストステロン

〈解説〉
- テストステロンは黄体形成ホルモンにより分泌促進され、タンパク質合成や骨格筋の発育・強化などを行う。
- テストステロン分泌は加齢によって低下するものの、70歳代でも20歳代の70％程度は分泌される。

問題 059
〈解答〉
11. エストロゲン

〈解説〉
- エストロゲンには、生殖器の発育促進や第二次性徴（乳腺の発達、骨格の女性化、皮下脂肪の沈着、副生殖器の発育など）発現促進の他、子宮内膜の増殖、月経周期の成立などの作用がある。
- なお、初経は10～13歳で迎えることが多く、15歳では98％の女性に月経がみられる。更年期（44～55歳）に入ると、エストロゲン分泌は卵巣の機能低下とともに急激に減少する（閉経後のエストロゲン分泌量は、閉経前の10～30％に減少する）。

問題 060
〈解答〉
12. プロゲステロン

〈解説〉
- 受精後も、プロゲステロンの分泌は維持される。

問題 061
〈解答〉
13. 黄体形成ホルモン

〈解説〉
- 排卵は、黄体形成ホルモン（LH）の急増によって促される。排卵を過ぎると、黄体形成ホルモン、卵巣刺激ホルモン（FSH）、エストロゲンなどの分泌は低下する。

PART 10 体温 体温維持のしくみ

問題 001

解答
1. 蒸発
2. 伝導
3. 放射
4. 対流

解説
- 皮膚表面の熱は、人体に接している空気に体熱が「伝導」し、温められた空気が軽くなって上昇し、「対流」が起こることで放散される。
- 蒸発には、発汗と不感蒸泄（汗以外の無自覚な水の蒸発）がある。
- なお、人体は、体熱の放射と同時に、外部の物体から出た熱を吸収している。この熱の吸収を「輻射」という。

 熱伝導度は、気体よりも液体のほうが高い。冷罨法で氷水を用いるのは、そのためである。

問題 002

解答
5. 視床下部

解説
- 体温調節中枢は、皮膚、脊髄、中脳などにある受容体からの刺激を受けて統合する。

問題 003

解答
6. 骨格筋

解説
- 骨格筋は、脳神経や脊髄神経などの運動神経の指令を受けて収縮する。
- 骨格筋に続いて、肝臓、呼吸筋などが熱を生産する。

問題 004

解答
7. 放射

解説
- 体熱の放散は、放射が最も多く、伝導、対流、蒸発（不感蒸泄、発汗）の順である。

問題 005

解答
8. 腋窩

解説
- 直腸温：深部体温で、環境温度が変わっても温度が変化しにくい。
- 口腔温：表在体温で、唾液・呼吸・飲料・食事などにより影響を受けやすい。
- 腋窩温：表在体温で、発汗や気温などの外部環境による影響を受けやすい。

問題 006

解答
9. 直腸

解説
- 直腸温は、深部体温である。

 直腸温の測定は、乳児、意識低下、術後の麻酔覚醒前（持続モニタリング時）以外には、現在あまり行われていない

問題 007

解答
10. 腋窩

解説
- 体温は、直腸温＞口腔温（平均は37.2℃で、鼓膜温とほぼ同じ）＞腋窩温（平均は36.5℃）の順に高い。

PART 10 体温 高体温

問題 008

解答
1. 立毛
2. アドレナリン
3. 発汗

解説
- 体温中枢には、前視床下部にある「放熱中枢（温中枢）」と、後視床下部にある「産熱中枢（冷中枢）」の2種類がある。

- 放熱中枢は、皮膚血管の拡張や発汗などで、体熱を放散させ、体温の上昇を防ぐ。
- 産熱中枢は、皮膚血管の収縮・骨格筋の緊張・ふるえ・立毛などで、熱産生を高め、体温を上昇させる。

問題 009

解答

4. 放散

解説

- うつ熱には、熱射病や日射病などがあり、いずれも高温、高湿、無風などがそろうと発症する。

 うつ熱は、発汗があり、悪寒はない。解熱薬（NSAIDs）が効かない

問題 010

解答

5. 体温中枢

解説

- 発熱の原因に脳障害、ウイルス、細菌などが挙げられる。

問題 011

解答

6. アドレナリン

解説

- 発熱の初期には、悪寒が起こる。
- 発熱時には、交感神経が働いて副腎髄質を刺激するため、アドレナリンが分泌される。

 発熱は、発汗がなく、悪寒や手足の冷汗がある。解熱薬（NSAIDs）が有効である

問題 012

解答

7. 発汗

解説

- 発熱の原因が除去されると、体温中枢は「体温が高い」と感知し、体熱の放散（発汗や血管拡張など）を促す。その後、体温調節中枢のセットポイントが下降し、解熱に至る。

問題 013

解答

8. 基礎

解説

- 基礎体温の測定は「朝、覚醒直後、口腔」にて行う。
- 排卵後から次の月経まで体温は上昇し、月経とともに低下する（ただし、妊娠した場合は高体温が維持される）。

PART 10 体温 発汗

問題 014

解答

1. エクリン　　2. アポクリンまたは大汗

解説

- 汗腺には2種類があり、体温調節にかかわるのはエクリン腺である。
- アポクリン腺は大汗腺ともいわれ、思春期に性腺ホルモンの影響を受けて活動を開始するが、体温調節にはほとんど関係していない。

問題 015

解答

3. 交感

解説

- 汗腺には交感神経のみが分布している。神経から分泌されるのはアセチルコリンなので、この神経は「コリン作動性交感神経」と呼ばれている。

問題 016

解答

4. エクリン腺

解説

- 顔面・手掌・足底に分布するのは、エクリン腺である。

問題 017

解答

5. **アポクリン**または**大汗**

解説

- アポクリン腺は、大汗腺とも呼ばれ、腋窩、乳輪、外陰部などに限局して分布する。アポクリン腺の分泌物は、脂肪を含んでいるため、独特のにおい（体臭）がある。

問題 018

解答

6. **エクリン**

解説

- エクリン腺には、多量の水分を分泌する能力があり、体温調節に適している。

問題 019

解答

7. **視床下部**

解説

- 視床下部は、体温調節中枢であると同時に、発汗中枢でもある。

問題 020

解答

8. **味覚性**

解説

- 味覚性発汗は、酸味や辛味などの味覚刺激により起こり、顔面や前額などに出る。

問題 021

解答

9. **足底**

解説

- 精神性発汗は、外気温に関係なく、精神的興奮により起こる。

問題 022

解答

10. **乳酸**

解説

- 汗に含まれる成分は、塩化ナトリウムが最も多く、続いて尿素、乳酸の順である。

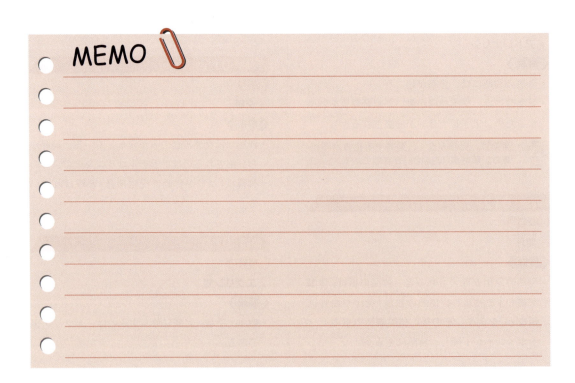

PART 11 神経細胞と情報伝達
脳神経系

問題 001
解答
1. 樹状突起
2. 軸索
3. 髄鞘
4. シュワン細胞
5. 神経終末

解説
- 神経細胞のことをニューロンともいう。
- 神経系は、多くの神経細胞によって構成される情報処理系と考えるとわかりやすい。

問題 002
解答
6. 軸索

解説
- 髄鞘をつくるのは、シュワン細胞である。
- ただし、脳内細胞の軸索に髄鞘をつくるのは、グリア細胞に含まれる希突起膠細胞である。

問題 003
解答
7. ランヴィエ絞輪

解説
- 有髄神経では、ランヴィエ絞輪(髄鞘)間を、活動電位が跳躍伝導する。

問題 004
解答
8. 有髄

解説
- 有髄神経とは、髄鞘(軸索を取り巻くシュワン細胞)をもつ神経のことをいう。
- 有髄神経は、自律神経の一部を除く末梢神経系の大部分にみられる。

問題 005
解答
9. ナトリウム

解説
- 神経細胞や心筋細胞などの興奮性細胞は、静止時の細胞内電位は負(−)に保たれている。
- 閾値以上の刺激が加わると、細胞内にナトリウムイオンが入り、細胞内は一過性に正(+)となり、脱分極を起こす(活動電位)。

問題 006
解答
10. シナプス

解説
- シナプスでの化学伝達物質は、アセチルコリンである。
- アセチルコリンは、運動神経や副交感神経の末端から放出される。

■シナプスと神経電位

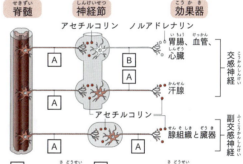

A：コリン作動性　B：アドレナリン作動性

問題 007
解答
11. 伝導

解説
- 伝導とは、ある神経細胞に生じた活動電位が、その神経細胞内で伝わることをいう。

問題 008
解答
12. 神経膠またはグリア

解説
- 神経膠細胞には、星状膠細胞、上衣細胞、希突起膠細胞、小膠細胞などがある。

問題 009

解答
13. 樹状

解説
- 神経細胞には、樹状突起（興奮を受ける）と、軸索（他の細胞に興奮を伝える）という２種類の突起がある。

PART 11　脳神経系　中枢神経①　脳の構造

問題 010

解答
1. 帯状
2. 帯状回
3. 脳梁
4. 脳弓
5. 視床下部
6. 下垂体
7. 橋
8. 頭頂後頭
9. 松果体
10. 中脳蓋

解説
- 脳は頭蓋腔におさめられており、大脳、間脳、小脳、中脳、延髄に大別される。

問題 011

解答
11. 橋

解説
- 中枢神経系のうち、頭蓋内にある部分を脳という。
- 終脳と間脳は前脳、中脳は中脳、小脳、橋、延髄は菱脳から発生する。

問題 012

解答
12. 中脳

解説
- 脳幹は、延髄、中脳、橋からなる（間脳を含む場合もある）。

問題 013

解答
13. 中心溝

解説
- 大脳皮質（大脳の表面）は、前頭葉、頭頂葉、側頭葉、後頭葉、島葉（外側溝の深部）の５つの脳葉に区分される。

■脳の外表面

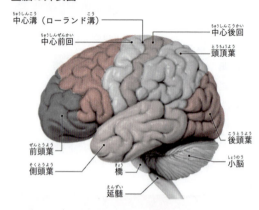

問題 014

解答
14. 頭頂葉

解説
- 前頭葉と頭頂葉を分けるのは、中心溝（ローランド溝）である。
- 前頭葉と側頭葉を分けるのは、外側溝（シルビウス溝）である。
- 頭頂葉と後頭葉を分けるのは、頭頂後頭溝である。

問題 015

解答
15. ブローカ中枢
16. ウェルニッケ中枢

解説
- 言語中枢は、大脳（大脳皮質）にある。
- 大脳の前頭葉には運動性言語中枢（ブローカ中枢）、側頭葉には感覚性言語中枢（ウェルニッケ中枢）がある。

問題 016

解答
17. 前頭

解説
- 前頭葉は、精神活動・運動・運動性言語を担う。

- 前頭葉には、運動性言語中枢（ブローカ中枢）がある。

問題 017

解答
18. 頭頂

解説
- 頭頂葉は、体性感覚の統合を担う。

問題 018

解答
19. 側頭

解説
- 側頭葉は、聴覚・感覚性言語・記憶・嗅覚を担う。
- 側頭葉には、感覚性言語中枢（ウェルニッケ中枢）がある。

問題 019

解答
20. 後頭

解説
- 後頭葉は、視覚を担う。

PART 11 脳神経系 中枢神経③ 大脳

問題 020

解答
1. 大脳縦裂　　2. 尾状核
3. 内包　　　　4. 前障
5. 被殻　　　　6. 淡蒼球
7. レンズ核

解説
- 神経核（大脳深部の灰白質にある）は、錐体外路系に属する「尾状核」と「レンズ核」、大脳辺縁系に属する「扁桃体」、そして「前障」の4つに分けられる。

問題 021

解答
8. 脳梁

解説
- 大脳は、大脳縦裂によって左右の大脳半球に分けられるが、脳梁によって神経線維が連絡している。

問題 022

解答
9. 尾状核

解説
- 大脳（基底）核の被殻と淡蒼球を合わせてレンズ核という。
- 尾状核と被殻を合わせて線条体という。

問題 023

解答
10. 線条体

解説
- 大脳（基底）核は、①尾状核、②レンズ核（被殻と淡蒼球）、③前障、④扁桃体の4つに区別される。
- 線条体は、運動ニューロンの興奮を抑制し、運動を安定化させる。

問題 024

解答
11. 内包

解説
- 大脳皮質と連絡する運動・知覚の伝導路の大部分が集まって内包を通る。
- 内包は、脳出血が起こりやすい部分でもある。

 脳出血の好発部位は、被殻（40％）、視床（30％）、皮質下（10％）、脳幹（10％）、小脳（10％）である

問題 025

解答
12. 海馬

解説
- 記憶には、短期記憶（新しい記憶）と長期記憶（古い記憶）の2種類がある。
- 短期記憶：海馬（大脳辺縁系）が関与する。
- 長期記憶：側頭葉、間脳、小脳、大脳基底核（線条体・扁桃体）、海馬が関与する。

PART 11 中枢神経③ 脳幹部
脳神経系

問題 026

解答
1. 視床
2. 視床下部
3. 下垂体
4. 脳梁
5. 松果体

解説
- 間脳（視床と視床下部）は、左右の大脳半球の間にある。
- 小脳（左右の小脳半球と虫部）は、橋と延髄の背側にある。
- 中脳（大脳核、被蓋、中脳蓋）は、間脳と橋の間にある。
- 橋（橋底部と橋背部被蓋）は、延髄と中脳の間にある。

問題 027

解答
6. 視床

解説
- 視床には、感覚系上行路の中継核がある。
- 視床は、間脳の大半を占める。
- 視床下部は、第3脳室の底部と側壁下部をなす部分で、下方は下垂体に続く。

問題 028

解答
7. 視床下部

解説
- 視床下部には、体温中枢、食欲・性欲・飲水中枢、下垂体前葉ホルモンの分泌調整機能がある。

問題 029

解答
8. 平衡感覚

解説
- 小脳には、運動調節（平衡機能）、姿勢反射（姿勢保持をつかさどる）などの中枢がある。
- 平衡感覚に関与するのは、前庭器官と内耳神経である。

問題 030

解答
9. 中脳

解説
- 中脳には、対光反射、身体平衡・姿勢保持、遠近調節反射の他、輻輳反射がある。
- 近くで物を見ると瞳孔が縮小する反射を「輻輳反射」という。
- 強い光により反射的に縮瞳する反射を「対光反射」という。
- 睫毛に触れると瞼を閉じる反射を「睫毛反射」という。
- 瞼に触れると瞼を閉じる反射を「眼瞼反射」という。
- 角膜に触れると瞼を閉じる反射を「角膜反射」という。

問題 031

解答
10. 延髄

解説
- 延髄には、呼吸中枢、循環（心臓）中枢、発汗中枢の他、嚥下中枢や嘔吐中枢、唾液分泌中枢などがある。

PART 11 末梢神経① 脳神経
(脳神経系)

問題 032

解答
1. 嗅神経
2. 視神経
3. 動眼神経
4. 滑車神経
5. 外転神経
6. 三叉神経
7. 顔面神経
8. 内耳神経
9. 舌咽神経
10. 迷走神経
11. 副神経
12. 舌下神経

解説
- 脳神経は、左右12対からなり、前頭葉側からⅠ～Ⅻまで番号がつけられている。

問題 033

解答
13. 嗅神経

解説
- 嗅覚の受容体は嗅上皮で、求心性神経(感覚ニューロン)は、嗅神経(第Ⅰ脳神経)である。

問題 034

解答
14. 視神経

解説
- 視覚の受容体は網膜で、求心性神経(感覚ニューロン)は、視神経(第Ⅱ脳神経)である。

問題 035

解答
15. 動眼神経

解説
- 動眼神経(第Ⅲ脳神経)は、上直筋・内側直筋・下直筋・下斜筋や上眼瞼挙筋に働き、眼球運動を行う運動ニューロンである。また、瞳孔括約筋や毛様体筋に働く副交感神経作用をもっている。

問題 036

解答
16. 滑車神経

解説
- 滑車神経(第Ⅳ脳神経)は、上斜筋を支配する運動ニューロンである。

問題 037

解答
17. 三叉神経

解説
- 三叉神経(第Ⅴ脳神経)は、運動ニューロンと感覚ニューロンをもつ混合性神経で、顔面の皮膚や歯の知覚と咀嚼運動に関与する。
- 三叉神経のうち、咀嚼運動に関与するのは側頭筋である。

問題 038

解答
18. 外転神経

解説
- 外転神経(第Ⅵ脳神経)は、外側直筋に働き、眼球を外転させる運動ニューロンである。

問題 039

解答
19. 顔面神経

解説
- 顔面神経(第Ⅶ脳神経)は、運動ニューロンと感覚ニューロンをもつ混合性神経で、顔面の表情筋の調節、眼輪筋(閉眼を担う)、舌の前2/3の味覚、涙・唾液分泌をつかさどる副交感神経である。

■顔面神経麻痺

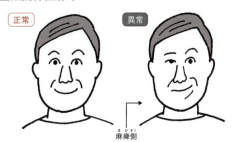

正常　異常
麻痺側

問題 040
解答
20. 内耳神経

解説
- 内耳神経（第Ⅷ脳神経）は感覚ニューロンで、聴覚をつかさどる蝸牛神経と、平衡覚をつかさどる前庭神経に分枝する。

問題 041
解答
21. 舌咽神経

解説
- 舌咽神経（第Ⅸ脳神経）は運動ニューロンと感覚ニューロンをもつ混合性神経で、味覚（舌後1/3）、嚥下運動、唾液（耳下腺）分泌の促進（副交感神経作用）がある。

問題 042
解答
22. 迷走神経

解説
- 迷走神経（第Ⅹ脳神経）は運動ニューロンと感覚ニューロンをもつ混合性神経で、各内臓に分布する副交感神経である。

問題 043
解答
23. 副神経

解説
- 副神経（第Ⅺ脳神経）は、胸鎖乳突筋、僧帽筋の運動を支配する運動ニューロンである。

問題 044
解答
24. 舌下神経

解説
- 舌下神経（第Ⅻ脳神経）は、舌の運動（会話、嚥下）を担う。
- 舌の運動を支配する舌下神経は、脳神経のうち運動ニューロンである。

PART 11 脳神経系 末梢神経② 脊髄神経

問題 045
解答
1. 頸神経
2. 腕神経
3. 肋間神経
4. 腰神経
5. 仙骨神経

解説
- 脊髄神経は末梢神経系で、脊髄に起始する31対の神経である。
- 末梢神経系は、脳神経と脊髄神経からなる。

問題 046
解答
6. 脊髄円錐

解説
- 脊髄は延髄に連なり、第1～2腰椎の高さで終わる。
- 脊髄円錐部より尾側では、馬尾が脊柱管内を走行している。

問題 047
解答
7. 馬尾

解説
- 尾側腰髄神経根のことを馬尾という。

 腰部脊柱管狭窄症など馬尾が圧迫されることで生じる間欠的跛行のことを「馬尾性跛行」ともいう

問題 048
解答
8. 腰膨大

解説
- 脊髄にある頸部の膨らみを「頸膨大」、腰部の膨らみを「腰膨大」という。この2か所は、脊髄神経のなかでも特に複雑な神経支配を行う部分で、たくさんの神経線維が送られている。

問題 049

解答
9. 脊髄

解説
- 脊髄は第1〜2腰椎の高さで終わるため、腰椎穿刺部位は第3〜5腰椎間を選択する。穿刺のめやすとなるのが、第3・第4腰椎間にあたるヤコビー線である。

問題 050

解答
10. 神経細胞

解説
- 灰白質は脊髄の中心部、白質は灰白質の周辺部である。
- 灰白質は、前角（運動神経細胞の集まり）、側角（交感神経細胞の集まり）、後角（感覚神経細胞の集まり）に分かれる。
- 白質は、脳と神経を連絡する伝導路であり、前索・側索・後索に分かれる。

問題 051

解答
11. 運動

解説
- 運動ニューロンは前角から出て感覚ニューロンは後角に入る。

問題 052

解答
12. 12

解説
- 脊髄神経の31対は、頸神経8対（C1〜C8と略す）、胸神経12対（T1[Th1]〜T12[Th12]と略す）、腰神経5対（L1〜L5と略す）、仙骨神経5対（S1〜S5と略す）、および尾骨神経1対（C0と略す）に区分される。

問題 053

解答
13. 横隔

解説
- 頸神経叢は、C1〜C4の前枝が形成する神経叢であり、横隔神経がある。
- 腕神経叢は、第5頸神経〜第1胸神経（C5〜T1）の前枝が形成する神経叢である。

問題 054

解答
14. 筋皮

解説
- 筋皮神経は、上腕前面の屈筋群を支配する神経である。

問題 055

解答
15. 正中

解説
- 猿手は、正中神経麻痺によって母指球筋が萎縮して、母指を手掌から立てる運動ができなくなって生じる。

■猿手

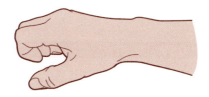

問題 056

解答
16. 尺骨

解説
- わし手は、尺骨神経麻痺によって小指球と骨間筋が萎縮して、指の屈曲と中手指節関節の過伸展となって生じる。

■わし手

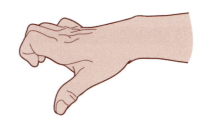

問題 057

解答
17. 橈骨

解説
- 下垂手は、橈骨神経麻痺によって、手首の背屈と手指の伸展が障害されることで生じる。

■下垂手

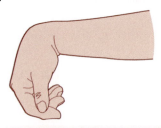

 猿手、わし手、下垂手の他、末梢神経麻痺の症状として、下垂足（総腓骨神経麻痺によって前脛骨筋と足背の伸筋群が萎縮することで生じる）が挙げられる

問題 058

解答
18. 大腿

解説
- 大腿神経は、大腿の伸展を行う。

問題 059

解答
19. 閉鎖

解説
- 閉鎖神経は、腰神経叢から分かれて骨盤の閉鎖孔を通り、大腿の内側に分布する。

問題 060

解答
20. 坐骨

解説
- 坐骨神経は、大腿の屈曲を行う。

問題 061

解答
21. 陰部

解説
- 陰部神経は体性神経で、排便に大きな役割を果たす。

問題 062

解答
22. 尾骨

解説
- 尾骨神経は、尾骨付近の筋肉と皮膚を支配している。

問題 063

解答
23. 錐体外路

解説
- 錐体外路系は、大脳基底核（尾状核とレンズ核）を経由する。
- 錐体路は、大脳皮質運動野→内包→大脳脚→橋底部→延髄の椎体を通り、大部分が延髄で交叉（錐体交叉）し、対側脊髄の運動ニューロンに連絡する。

■錐体路と錐体外路

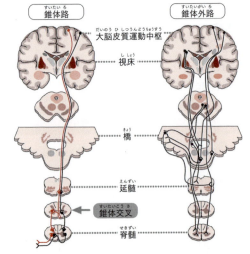

 錐体外路という経路は、厳密には存在していない。そのため、近年では、あまり「錐体外路」という用語は用いられなくなってきている

問題 064

解答

24. 感覚

解説

- 脊髄の感覚ニューロンからの刺激は、上行伝導路を通じて脳に伝えられる。

問題 065

解答

25. 視床下部

解説

- 自律神経は、運動ニューロン(遠心性)と感覚ニューロン(求心性)の両者の機能をもっている。

PART 11 脳神経系 末梢神経③
自律神経

問題 066

解答

1. 上頸
2. 星状
3. 腹腔
4. 上腸間膜
5. 下腸間膜

解説

- 自律神経系は、交感神経と副交感神経からなり、内臓器官や血管などに分布している。
- 交感神経の節前線維は、第1～3胸髄から出ている。交感神経膠線維の末端からは、ノルアドレナリンが放出される。
- 副交感神経の節前線維は、脳幹および第2～4仙髄から出ている。

問題 067

解答

6. 胸

解説

- 交感神経は胸髄から起こり、交感神経幹を通った後、末梢器官へ向かう。
- 胸髄が障害されると、対麻痺が生じる。

■運動麻痺の種類

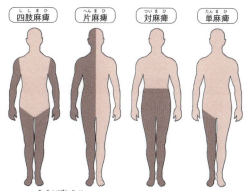

四肢麻痺　片麻痺　対麻痺　単麻痺

■：麻痺出現部位

上記以外で"麻痺"とつく用語に「球麻痺」がある。ただし、球麻痺は運動麻痺ではなく、延髄の障害によって生じる嚥下困難や構音障害のことをさす

問題 068

解答

7. 仙

解説

- 副交感神経は、脳幹からの脳神経(動眼神経、顔面神経、舌咽神経、迷走神経)および仙髄の一部から起こり、末梢器官へと向かう。

問題 069

解答

8. ノルアドレナリン

解説

- ノルアドレナリンは、末梢器官に伝達する。

問題 070

解答

9. アセチルコリン

解説

- アセチルコリンは、延髄から出る迷走神経(第X脳神経)の節前神経、節後神経、骨格筋に走行する脊髄神経に伝達される。

PART 11 脳神経系 髄液循環

問題 071

解答
1. 側脳室
2. 第3脳室
3. 中脳水道
4. 第4脳室

解説
- 側脳室（大脳半球内部）と第3脳室（間脳の正中部）は、モンロー孔でつながっている。
- 第3脳室と第4脳室（橋と小脳の間）は、中脳水道でつながっている。
- 第4脳室は、ルシュカ孔とマジャンディ孔で、脳対側のクモ膜下腔と連絡している。
- 脳脊髄液は、各脳室にある脈絡叢から分泌されて循環している。

 中脳水道はシルビウス水道、マジャンディ孔は正中孔、ルシュカ孔は外側孔とも呼ばれる

問題 072

解答
5. 中枢

解説
- 神経系は、中枢神経系（脳と脊髄）と、末梢神経系（脳脊髄神経と自律神経）からなる。

問題 073

解答
6. 軟膜

解説
- 髄膜は外側から、硬膜、クモ膜、軟膜の3種類がある。髄液が充満しているのは、軟膜とクモ膜の間である。

問題 074

解答
7. 脊柱

解説
- 脊柱管の内面は髄膜によりおおわれている。脊柱管は上方で大孔とつながり、下方で仙骨裂孔に開放している。

問題 075

解答
8. 3

解説
- 脊髄も、脳同様に、硬膜、クモ膜、軟膜の3層から保護されている。

問題 076

解答
9. 脈絡叢

解説
- 髄液（脳脊髄液）は、側脳室、第3脳室、第4脳室の脈絡叢でつくられる。

問題 077

解答
10. 第3脳室

解説
- 各脳室で分泌された髄液は、側脳室→室間孔→第3脳室→中脳水道→第4脳室の正中口と外側口よりクモ膜下腔に出る。

 髄液循環経路が何らかの理由で妨げられると、水頭症が生じる

問題 078

解答
11. クモ膜顆粒

解説
- 脳脊髄液は、1日に約650mLが脈絡叢で生成され、第4脳室の正中口と外側口からクモ膜下腔へ出る（外側脳脊髄液）。
- クモ膜下腔へ出た脳脊髄液は、クモ膜顆粒から上矢状静脈洞へ排出される。

PART 11 脳神経系 睡眠と休息

問題 079

解答
1. β
2. α
3. θ
4. δ

解説
- 脳は大脳皮質の活動を電気的に記録したものである。安静覚醒時にはα、β波、睡眠時にはθ・δ波が出現する。

問題 080

解答
5. ノンレム

解説
- 睡眠は、入眠後、ただちに深くなる「ノンレム睡眠」と、その後、徐々に浅くなる「レム睡眠」を全睡眠中4〜5回繰り返す。

問題 081

解答
6. レム

解説
- レム睡眠は、脳波上低振幅の速波（θ波）を示す。「身体が休まる」時期で、交感神経系が関与し、心拍数・血圧・呼吸数は上昇するが、骨格筋は弛緩する。また、「夢」を見るときでもある。
- レム睡眠の割合は、新生児では全睡眠の約50％で、成長とともに2歳ごろから成人同様20〜25％になる。
- ノンレム睡眠は、脳波上徐波（δ波）となる。「脳が眠る」時期で、副交感神経系が関与し、心拍数・血圧・呼吸数は低下するが、胃腸運動は亢進する。

問題 082

解答
7. θ

解説
- θ波はレム睡眠時にみられる低振幅の速波、δ波はノンレム睡眠時にみられる徐波である。

PART 11 脳神経系 脳の発生

問題 083

解答
1. 終脳
2. 中脳
3. 菱脳
4. 脊髄管
5. 間脳
6. 後脳
7. 髄脳
8. 脊髄

解説
- 中枢神経は、外胚葉由来の1本の神経管から発生する。神経管の前方は脳、残りの部分は脊髄となる。

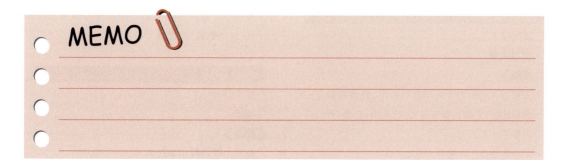

PART 12 感覚系 味覚

問題 001
解答
1. 味孔
2. 味細胞
3. 支持細胞
4. 基底細胞

解説
- 舌の乳頭にある味蕾は、味覚の受容器である。
- 味蕾の先端には味孔があり、その内部は、味覚を感受する味細胞（顔面神経、舌咽神経分布）と支持細胞、基底細胞からなる。

問題 002
解答
5. 酸味

解説
- 塩味・苦味・酸味・甘味のことを4基本味という。
- 最近「うま味」が第5の味として認知されている。

味覚障害の原因の1つとして、亜鉛摂取不足が挙げられる

問題 003
解答
6. 味蕾

解説
- 味蕾のほとんどは舌に分布しているが、一部は軟口蓋・口蓋垂・咽頭にも分布している。

問題 004
解答
7. 葉状乳頭

解説
- 味蕾は、乳頭のうち、有郭乳頭（乳頭の側方）、葉状乳頭（乳頭の側方）、茸状乳頭（乳頭の頭部）に存在する。
- 糸状乳頭は、味蕾をもたない。

問題 005
解答
8. 舌咽

解説
- 顔面神経は舌の前2/3、舌咽神経は舌の後1/3を感受する。

問題 006
解答
9. 頭頂

解説
- 味覚中枢は、頭頂葉にある。

PART 12 感覚系 嗅覚

問題 007
解答
1. 嗅球
2. 基底細胞
3. 嗅細胞
4. 嗅
5. 嗅上皮

解説
- 嗅上皮とは、嗅細胞を含む粘膜上皮のことである。
- 嗅細胞の突起が集まって形成された嗅神経は、篩骨篩板の孔を通って信号を嗅球に送る。

問題 008
解答
6. 嗅上皮

解説
- 嗅細胞が感知するのは、空気中の揮発性物質（におい物質）の性質である。

問題 009
解答
7. 側頭

解説
- 嗅覚中枢は側頭葉にある。

問題 010

解答

8. 順応

解説

- 一般に、感覚器系には順応がある。
- **痛覚**：順応が起こりにくい。
- **特殊感覚や触覚**：順応が速い。
- **圧覚**：順応が遅い。
- **嗅覚**：順応しやすい。
- **味覚**：順応しやすいが、味による（塩味＞酸味＞甘味＞苦味の順）
- **視覚**：順応しやすいが、明順応＞暗順応である。

PART 12 感覚系　聴覚

問題 011

解答

1. 外耳道
2. 内耳
3. ツチ
4. キヌタ
5. アブミ
6. 鼓膜
7. 耳管
8. 半規管
9. 卵形
10. 前庭
11. 球形
12. 蝸牛管
13. 蝸牛
14. 鼓室
15. おおいまたは蓋膜
16. 有毛細胞
17. 基底膜

解説

- 耳は、聴覚と平衡覚を担う。
- 外耳は耳介と外耳道、中耳は鼓室（鼓膜・耳小骨が入る）と耳管、内耳は骨迷路（蝸牛、半規管、前庭）と膜迷路（卵形嚢と球形嚢、膜半規管、蝸牛管）からなる。

問題 012

解答

18. 耳介

解説

- 外耳道の長さは、約3.5cmである。
- 外耳孔から1/3は軟骨部外耳道、残り2/3は骨部外耳道で囲まれている。

問題 013

解答

19. 耳道腺

解説

- 耳道腺からの分泌物によって、外耳道から剥がれた表皮細胞や、外部から侵入したほこりが固まったものが耳垢である。

問題 014

解答

20. 鼓膜

解説

- 鼓膜は0.1mmほどの薄い漏斗状の膜で、その内面にツチ骨が付着している。

問題 015

解答

21. キヌタ

解説

- 鼓膜の振動は、ツチ骨→キヌタ骨→アブミ骨の順で伝わり、卵円窓から内耳に送り込まれている。

問題 016

解答

22. 耳管

解説

- 耳管は、鼓室（中耳）と咽頭をつなぐ管である。

問題 017

解答

23. 膜

解説

- 骨迷路は蝸牛・前庭・半規管からなる。膜迷路の内部にある液を内リンパという。
- 骨迷路は、膜迷路の周囲を包んでいる。骨迷路と膜迷路の間にある液を外リンパという。

問題 018
解答
24. 前庭

解説
- 聴覚の受容体は蝸牛管で、求心性神経は蝸牛神経(内耳神経)である。
- 平衡覚は前庭神経(内耳神経)が支配している。

問題 019
解答
25. 鼓室階

解説
- 前庭階は音振動をリンパ振動に変換し、蝸牛管はリンパ液とラセン器の振動を行い、鼓室階はリンパ振動による伝音を行う。

問題 020
解答
26. コルチまたはラセン

解説
- コルチ器(ラセン器)には、内・外有毛細胞、支柱細胞などが含まれており、前庭窓から伝わった音の振動が感知される。

問題 021
解答
27. 前庭階

解説
- 外耳と中耳は伝音器、内耳は感音器と呼ばれる。
- 外耳から音が入ると、鼓膜が振動し、耳小骨(ツチ骨、キヌタ骨、アブミ骨)へと伝わる間に増幅される。アブミ骨に伝達された音は、蝸牛内のリンパ液中を伝達し、音の受容器に伝えられる。

問題 022
解答
28. 周波数

解説
- 健常成人は、周波数300〜3,500Hzの音を聴取できる。

 高齢者に特徴的な聴力低下は感音性難聴(中耳から中枢での障害)で、特に高音域が聴きとりづらくなる

問題 023
解答
29. 回転

解説
- 内耳にある半規管は、頭の回転を感知する。

PART 12 感覚系 視覚

問題 024
解答
1. 毛様体
2. 前眼房
3. 角膜
4. 水晶体
5. 虹彩
6. 強膜静脈洞
7. 上直筋
8. 上斜筋
9. 外側直筋
10. 内側直筋
11. 下直筋
12. 下斜筋
13. 近視
14. 遠視

解説
- 眼球とその付属器(眼瞼、涙器、眼筋)を視覚器という。
- 視細胞には、錐体細胞(明るさと色覚を感受する)と、杆体細胞(暗さを感受する)の2種類があるが、いずれも網膜に存在している。
- 眼筋には、4つの直筋と2つの斜筋がある。上下と内側の直筋・下斜筋は動眼神経、外側直筋は外転神経、上斜筋は滑車神経が支配している。

問題 025
解答
15. 網膜

解説
- 網膜は、外側の色素上皮層(視細胞と伝導ニューロンの連鎖がある)と、中心部の黄斑からなる。

問題 026
解答
16. 強膜

解説
- 角膜は、眼球全体の1/6〜1/5を占める。
- 角膜には、血管はないが、神経が分布している。

問題 027
解答
17. 虹彩

解説
- 眼球血管膜はブドウ膜とも呼ばれ、血管とメラニン色素に富んでいる。

問題 028
解答
18. 毛様体筋

解説
- 近くを見るときは、毛様体筋が収縮し、毛様体小帯が弛緩する。
- 遠くを見るときは、その逆で、毛様体筋が弛緩し、毛様体小帯が収縮する。

問題 029
解答
19. 瞳孔散大筋

解説
- 瞳孔括約筋（動眼神経支配）と瞳孔散大筋（交感神経支配）は、光量の調節を行っている。

問題 030
解答
20. 錐体

解説
- 網膜には、杆体細胞と錐体細胞の2種類があり、映像を映す黄斑と視神経が出る盲斑がある。

問題 031
解答
21. ロドプシン

解説
- ロドプシン（視紅）は、光エネルギーを電気エネルギーに変換する物質（タンパク質）である。
- ロドプシンの原料は、レチノールである。

問題 032
解答
22. 黄斑

解説
- 黄斑部中心部の中心窩では杆体がなく、錐体のみが感覚線維と1対1の対応をしている。

問題 033
解答
23. 視神経円板（乳頭）

解説
- 視神経が進入する部分を、視神経乳頭という。

問題 034
解答
24. 硝子体

解説
- 硝子体は寒天状の透明体で硝子体膜で包まれている。眼球の内圧を保ち、一定の形を支えている。

問題 035
解答
25. 虹彩

解説
- 水晶体は、直径が約9mm、前後軸が約4mm、屈折率が約1.4である。

問題 036
解答
26. シュレム（強膜静脈洞）

解説
- 眼房水は、毛様体で産生される。

- 眼房水の圧を眼内圧という。眼内圧の正常値は、15〜25mmHgである。

問題 037
解答
27. 脳

解説
- 眼球運動は、動眼神経、滑車神経、外転神経の脳神経が支配している。

問題 038
解答
28. 厚く　29. 薄く

解説
- 近くを見るときは、毛様体筋が収縮し、毛様小帯は弛緩する。
- 遠くを見るときは、毛様小帯が収縮し、毛様体筋は弛緩する。

問題 039
解答
30. 前　31. 後

解説
- 近視は、眼球軸（眼球の前後径）が長すぎるか、また、レンズが厚くなりすぎたものである。
- 遠視は眼球軸が短すぎるか、また、レンズが薄くなりすぎたものである。

問題 040
解答
32. 錐体

解説
- 色彩を感じるのは、網膜の「錐体」である。
- 色盲は伴性遺伝で、X染色体上に欠落を認める。

問題 041
解答
33. 杆体

解説
- 明暗を感じ取るのは、網膜の「杆体」である。
- 夜盲症は、暗所での判断が困難になる状態で、ビタミンA不足によって生じる。

問題 042
解答
34. 水晶体

解説
- 老人性白内障で起こりうる症状は、視力低下、霧視、羞明（異常にまぶしく感じる状態）、色の識別能力の低下などである。

 老眼（老視）は、加齢による水晶体の弾力性や毛様体の働きの低下によって生じる

問題 043
解答
35. 網膜

解説
- 緑内障で起こりやすい症状は、眼痛などである。
- 緑内障の原因は、眼圧の亢進と考えられている。

問題 044
解答
36. 瞳孔

解説
- 瞳孔は自律神経により調節されており、交感神経により散大し、副交感神経により縮小する。
- 光は「網膜→視神経→動眼神経核（中脳）→両側の動眼神経（副交感神経）→両側の瞳孔収縮筋」の順に伝わる。そのため、片側の眼に光を当てると、正常時は両側の瞳孔が収縮する。

■正常時の瞳孔の収縮（対光反射）

右眼　　左眼

光を入れると…

  正常であれば、両側の瞳孔が収縮する

対光反射の消失は、脳幹部に異常が生じているという「生命の危機」を示す。

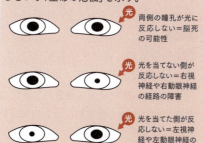

- 両側の瞳孔が光に反応しない＝脳死の可能性
- 光を当てない側が反応しない＝右視神経や右動眼神経の経路の障害
- 光を当てた側が反応しない＝左視神経や左動眼神経の経路の障害

問題 045

解答

37. 近く

解説

- 輻輳反射は近いものを注視すると、両眼の視軸が鼻側に寄る（内転）反射である。このとき、反射的に瞳孔が収縮する。

問題 046

解答

38. 閉じる

解説

- 眼瞼反射は瞼に触れるとまぶたを閉じる反射、角膜反射は角膜に触れるとまぶたを閉じる反射である。

PART 12 感覚系 皮膚感覚

問題 047

解答

1. マイスネル　2. ルフィニ
3. ファーテル-パチニ　4. メルケル
5. 表皮　6. 真皮
7. 皮下組織

解説

- 皮膚は、表皮（角質層、淡明層、顆粒層、有棘層、基底層）、真皮（乳頭層、網状層）、皮下組織からなる。
- 表皮は重層扁平上皮、真皮は強靱な線維性結合組織、皮下組織は疎性結合組織である。
- 毛細血管や感覚神経終末は乳頭層に、汗腺・脂腺・神経は網状層にある。

問題 048

解答

8. 真皮

解説

- 表皮は上皮組織、真皮は線維性結合組織、皮下組織は疎性結合組織からなる。

問題 049

解答

9. 冷覚

解説

- 皮膚感覚は表在感覚である。皮膚感覚の受容器には、クラウゼ小体、ルフィニ小体、ファーテル-パチニ小体、自由神経終末などがある。
- 皮膚感覚は、加齢によって低下する。

問題 050

解答

10. 痛覚

解説

- 皮膚の感覚点分布は痛点＞触（圧）点＞冷点＞温点の順に多い。

問題 051

解答

11. 触覚

解説

- マイスネル小体は、真皮に存在する。

問題 052

解答

12. 痛覚

解説

- 自由神経終末は、骨膜にある。骨膜には、無髄神経線維（特に痛覚に関する神経）が豊富に分布している。

内臓痛が脊髄を伝わるとき、隣にある皮膚の神経線維を刺激することによって体表面に痛みが生じる現象が「関連痛（放散痛）」である

問題 053
解答
13. 圧覚

解説
- ファーテル-パチニ小体は、筋肉（筋紡錘の知覚装置）や腱・靱帯内に存在する深部感覚の受容器で、真皮の深部にある。

問題 054
解答
14. 深部

解説
- 筋肉の受容器にはファーテル-パチニ小体が、関節の感覚受容器にはルフィニ小体・ファーテル-パチニ小体・ゴルジ腱帯終末・自由神経終末などが、骨膜の受容器には自由神経終末がある。

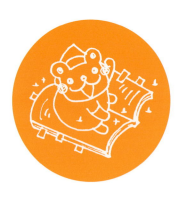